"No hay una diferencia básica entre el artista y el artesano. El artista es un artesano exaltado".

Manifiesto de Bauhaus

Sobre mi persona..........

Me llamo Michael Wiest. Nací en 1985 y desde que tenía 15 años me dedico al mundo del cabello, a la peluquería. Siempre me ha parecido fascinante la geometría en los cortes de pelo, he ido absorviendo toda la información y la he recopilado aquí otra vez para todos vosotros.

Trabajé tres años en Munich y desde 2011 dirijo junto a mi madre un salón de peluquería propio: Red Rabbit.

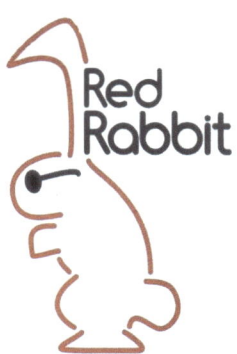

La formación de jóvenes peluqueros, que practican su profesión con pasión es un componente muy importante de mi concepto y me interesa mucho.

Mi formación:

- Seminario de aprendiz en Meininghaus
- Certificado de oficial técnico de peluquería
- Diploma de formador/instructor
- Certificado de oficial mayor o encargado de salón
- Diplomado en coloración
- Diversos cursos de formación

Todos los años vienen a nuestro salón de peluquería dos formadores, que imparten seminarios de un día, como máximo de fin de semana. La participación de los trabajadores es voluntaria. No cuesta mucho y lo pasamos muy bien. Tanto a los trabajadores como a los clientes les gustan este tipo de eventos. Además nunca se acaba de aprender.

He realizado este libro de modo que les sirva a los aprendices de peluquería para su exámen de oficial de técnico de peluquería. En la carpeta de exámenes de la confederación alemana de peluquería se exige exactamente este tipo de descripción de corte, al igual que en los exámenes de oficial mayor o encargado de salón. Por eso este libro os puede servir de ayuda en vuestra carpeta de prácticas. Aquí se utilizan preferentemente sólo términos oficiales. (Información sujeta a datos del 2015).

Para vuestros examinadores y profesores no debe ser nada nuevo porque desde hace algunos años están vigentes estas directrices. Con ello se quiere encasillar demasiado nuestro oficio. Desgraciadamente parece que todavía no todo el mundo se ha dado cuenta de ello.

Además aquí se van a tratar exclusivamente temas que ya eran válidos hace 100 años y que dentro de 100 años van a seguir siendo igual de válidos. La moda se va a seguir desarrollando, pero este libro se podrá usar siempre. Debe revelaros nuevos caminos para que deis una impresión de profesionales más competentes y seguros en vuestros negocios.

Hace tiempo que me pregunto si es una buena idea escribir un libro y colocar sus vídeos correspondientes en YouTube. Entonces cualquiera podría cortar el pelo. Sí, claro que lo pueden hacer, pero cortar el pelo es muy complicado y exige muchísima práctica. Esta práctica la consigue sólo la gente que a diario corta el pelo a muchas personas. Éstos pueden ser sólo peluqueros y peluqueras que practican su profesión. Pero nosotros lo deberíamos hacer mejor que la tía de al lado. Por eso este libro va para vosotros, para todos aquellos que lo quieren hacer mejor. Para todos los que quieren cortar el pelo de forma profesional y que quieren aprender a hacerlo. La práctica hace al maestro. Por último un pequeño consejo para una transformación permanente de nuestra rama: haz cada año por lo menos un pequeño curso de formación. En todos los sitios se puede aprender algo. Y si sólo os sirviera para aprender cómo no queréis hacer algo, también habría servido para algo. No os quejéis por ganar poco o recibir poca propina. Cambiar algo. El que una vez empieza a mejorarse a sí mismo, no quiere acabar de hacerlo nunca.

Todas estas reglas están aquí para romperse. Sería un vanidoso si afirmara que esto es todo lo que se puede escribir, referente a cortar el cabello. Seguramente hay más para escribir sobre el tema. Ésta es no obstante la primera edición. Para poder mejorar mi libro a través de vuestras sugerencias y propuestas de mejora, he creado en Facebook el grupo „Friseur Basics". Espero con interés el intercambio de ideas con vosotros.

Los bocetos ilustrados en el libro han sido creados por mí, a través de un meticuloso trabajo de precisión, en el que siempre he tenido en cuenta que fueran técnicamente correctos.Ha sido muy complicado en algún que otro boceto además alcanzar la belleza; ya que no me quería entretener en esto demasiado.

A mí me gusta mi trabajo mucho más, desde que conozco toda esta información. Me siento enteramente un peluquero y un artista.

He dado a parar con una profesión maravillosa.

¡Que os divirtáis leyendo el libro! y ¡Que tengáis mucho éxito en nuestra fantástica profesión: peluquería!.

¡Porque amamos el cabello!

Inhaltsverzeichnis

Introducción

Bienvenidos al mundo del corte de pelo. Obsevado desde fuera una selva impenetrable, formada por miles de cortes de pelo e infinitas combinaciones.

Con este libro y mis instrucciones en YouTube vas a aprender a entender los cortes de pelo. En mis vídeos se explican cortes de pelo de forma asombrosamente fácil y simple y se llega al fondo de la cuestión. Comprensible para todos los que quieran elaborar o crear cortes de pelo de forma profesional.

Para cortar el pelo de forma profesional no basta sólo con cotar el pelo, sino que se trata de dar forma a un peinado que sea adecuado para el cliente en cuestión. Para ello se tienen que conocer los diferentes tipos de corte y ser capaz de transformarlos. Tenemos que dominar nuestros utensilios y utilizarlos de manera adecuada.

Por este motivo vamos a descomponer los cortes en unos símbolos o formas muy fáciles y comprensibles. Sólo hay 4 posibilidades de poder cortar el cabello:

- El cuadrado (forma rectangular)
- El triángulo (forma triangular)
- El círculo (forma circular)
- El óvalo (forma ovalada)

En los siguientes capítulos descubriréis cómo os pueden ayudar estas formas.

1 Conocimientos básicos

En las descripciones se habla a menudo de derecha e izquierda. Para eso hay que partir de una posición de pie, detrás del cliente. Es decir él mira en la misma posición que nosotros. Así, su derecha está en nuestra derecha y su izquierda en nuestra izquierda.

Para cortar el cabello se habla lo menos posible. Se puede hablar, pero no hay que hablar. Lo mejor es que nos concentremos en el corte de pelo. Con esto ya estamos suficientemente ocupados. Una visita a la peluquería es también de algún modo un lujo, por eso un trabajo tranquilo y concentrado, es una forma de cumplir el deseo del cliente, de recibir un corte de pelo profesional. Lo mismo que un buen trabajo.

Trabajamos básicamente de corto a largo. Ésto facilita la subdivisión de las zonas de la cabeza y nos da control sobre la largura. Así tenemos siempre un punto de partida, desde el que trabajamos las otras zonas y un esquema que nos permite automáticamente seguir cortando de forma controlada.

Tenemos que tener los utensilios necesarios en la mano. Para cortar la tijera o el peine tienen que estar allí donde se necesitan; en nuestra mano. Tomamos el pulgar del ojo de la tijera y sujetamos el peine con con nuestro pulgar o el dedo índice.

El control de la largura es muy importante en todos los cortes. Para ello estiramos el pelo hacia afuera desde dos puntos, a ambos lados de la cabeza, situados en una posición exactamente igual y medimos con el peine. Con un poco de experiencia podéis calcular a ojo si coinciden. En caso de pelo largo yo estiro los mechones de pelo hacia el centro, en la nuca o hacia adelante debajo de la barbilla. En pelos muy largos se controla también llevando el pelo hacia adelante, en el pecho. Para controlar un corte de pelo también es aconsejable ir uno o dos pasos hacia atrás y mirar el trabajo con un poco de distancia. No hay nada más embarazoso que un corte de pelo torcido.

1.1 El cabello en general

El que quiere tener el pelo largo necesita paciencia. El cabello crece una media de 12 a 15 cm al año. Por lo tanto 1cm al mes.

Las personas que son rubias por naturaleza, son las que tienen la mayor cantidad de pelo, aproximadamente 150.000. Hay pelo liso, ondulado, rizado y encrespado.

- Pelo fino: 0,03-0,05 mm
- Pelo normal: 0,06-0,07 mm
- Pelo grueso: 0,08-0,12 mm

Existen pelos redondos y ovalados que son, por cierto, con los que mejor se trabaja. Además hay pelos-cinta, que caen hacia abajo casi sin vida.

Un pelo seco de barba es tan gordo y compacto que es tan resistente al corte como el cobre. Por eso es tan agradable el afeitado en mojado e igual entendemos también por qué esas cuchillas de afeitar baratas se gastan tan rápido.

El pelo está formado por tres capas: la cutícula, el córtex y la médula.

La cutícula está compuesta por capas de células incoloras laminares o planas superpuestas como escamas. Es la capa escamosa, conocida en Alemania como piña, ya que la forma en que las capas de células se adhieren al córtex se asemejan a una. Si esta capa protectora está cerrada brilla y el pelo tiene un aspecto suave. Esta capa es muy importante para el cuidado del cabello. Fotos al respecto @ Google.

Lo que tenemos que tener en cuenta es los perjuicios que se pueden ocasionar en el cabello por utilizar peines baratos. En los peines de calidad ya no existen bordes afilados. Los que son totalmente inaceptables son los peines de metal.

El que la capa de escamas de la cutícula se abra, viene provocado por cardar, teñir, por un tratamiento inadecuado o por falta de tratamiento. El pelo se vuelve difícil de peinar y tiene un aspecto mate y sin brillo.

1.2 El cuidado del cabello

Lo mejor es lavar el pelo lo menos posible. Si nuestros clientes se quieren lavar el pelo todos los días, les recomiendo utilizar un champú suave y un acondicionador en spray para que sea más fácil peinarlo.

Una vez por semana una mascarilla, dejándola actuar algún tiempo y por último un acondicionador.

La función de un champú es limpiar el pelo y el cuero cabelludo. Debido al agua la capa de escamas se va abriendo poco a poco. El agua tiene un PH de 7 (neutro), queda con respecto al PH de la piel y el pelo (5-5,5) más básico, lo que hace que el cabello sufra y se abra. Esto quiere decir, que deberíamos cerrar la capa de escamas con un acondicionador. Éste devuelve al pelo su brillo natural.

La función de una mascarilla es el enriquecimiento del pelo con vitaminas, aceites y minerales que se almacenan dentro y fuera del pelo. La capa de escamas está todavía abierta. Una mascarilla tiene un PH neutro. El pelo absorbe lo que necesita. Las sustancias de la mascarilla se pegan al pelo y penetran en él a través de las escamas. Aclarar sólo con agua no es suficiente porque si no el resultado son esos pelos pesados, y que se engrasan fácilmente.

La función de un acondicionador es cerrar la cutícula (capa escamosa), con un ácido suave. De esta forma las sustancias tratantes de la mascarilla penetran en el pelo y el exceso de tratamiento se va con el aclarado. El pelo tiene después un aspecto ligero y suave pero no grasiento.

La función de un tratamiento Leave-in es conseguir un cabello fácil de peinar.

El córtex o corteza es un tallo o capa de fibras. Aquí se producen todos los procesos químicos. Esta parte del pelo es la responsable del ondulado, la resistencia a la rotura o la elasticidad. Cuando está mojado, que es como normalmente lo cortamos, es muy sensible. Por eso recomendamos un acondicionador en spray (tratamiento Leave-in), que hace que el pelo esté suave, blando y fácil de peinar. El pelo que ha sido sometido a algún proceso químico es más sensible. Los cabellos teñidos de rubio y los sometidos a permanente son extremadamente sensibles. ¡Por favor no los rompáis!. En caso necesario cepillar o desenrredar los nudos con cuidado. Si un pelo se ha estirado en exceso, ya no hay vuelta atrás. El pelo ya no se deja dar forma. Está estropeado para siempre.

1.3   Asesoramiento

Cuando asesoramos a un cliente, tenemos que formular las frases de forma positiva para él. Nunca podemos utilizar frases como: "¡Vaya, tienes las puntas destrozadas!". "Te las tengo que cortar ahora mismo", "¡No, para ese corte tienes la cara demasiado redonda" o "¿Ese corte con un pelo tan fino como el tuyo?". Así uno no quiere quedarse sentado y someterse a cuidados en nuestras manos. Yo así me levantaría y me iría sin decir nada.

Por eso debemos utilizar frases como por ejemplo: "Para que tu pelo tenga en el futuro un buen aspecto y esté sano te voy a dar un tratamiento adecuado". "Te favorecería más a la cara llevar un pelo un poco más largo". "Tu pelo parecería más voluminoso con un corte menos capeado". "Estupendo hazlo, me pongo en tus manos".

1.4   Higiene

La capa protectora sirve para que al cliente no le caigan los pelos encima. Se puede usar para cada cliente una capa limpia, recien lavada. Se puede, pero no se tiene que hacer obligatoriamente. Si utilizamos la misma capa para más de un cliente, tenemos que poner un collarín alrededor del cuello, para que no se pueda extender sobre nuestra capa alguna enfermedad infecciosa de la piel. Yo personalmente, pongo además una servilleta en la capa.

1.5   Postura

Para cortar el pelo es también muy importante hacer que el cliente sea consciente de su postura. Debería estar sentado recto en la silla. Le tenemos que subir o bajar la silla hasta ponerlo a la altura adecuada para nosotros. Después tenemos que fijarnos en nuestra propia postura. Nuestra espalda tiene que estar recta y nuestros codos no tienen que colgar. A través del lenguaje corporal podemos enseñar a los clientes como nos podemos comunicar sin palabras. A tal efecto aconsejo el libro de Samy Molcho.

En caso de que tengamos intención de practicar nuestra profesión durante muchos años y queramos vivir sin dolores de espalda, es muy importante mantener la espalda recta. Al principio no nos va a doler y por supuesto que no es fácil desprendernos de nuestros hábitos. Por eso deberíamos prestar atención desde el principio a la postura corporal. Tampoco causa buena impresión si dejamos los hombros caídos y hacia adelante, esto tiene un efecto negativo de cara a nuestros clientes.

1.6   Niños

¿Qué hacemos si los sillones de la peluquería son demasiado grandes para los niños? Hay taburetes y sillas para niños. En caso de que haya alguna en vuestro salón de peluquería las podéis utilizar. Mi experiencia es que a los niños no les gusta sentarse en los taburetes especiales para ellos. Yo suelo dejar que los peques se sienten en mi taburete de cortar, que coloco detrás de los sillones del salón. Esto tiene varios efectos positivos:

- Primero: los pequeños se sientan en él más erguidos y tengo más influencia sobre su postura.
- Segundo: los niños tienen tendencia a recostarse. Aquí no pueden porque el taburete no tiene respaldo, lo que tiene la ventaja adicional de que así se mueven menos. Todos los niños saben que de aquí se pueden caer y se sientan más tranquilos.
- Tercero: ¿Cómo quiero cortar el pelo cuando el respaldo del sillón está en el camino? Ya sean chicas o chicos es imposible.
- Cuarto: Los pequeños están más atentos y son más fáciles de manejar. Por lo tanto la visita es más agradable para los padres, los peluqueros, los demás clientes y por supuesto también para los niños. Ellos se tienen que sujetar en el respaldo de la silla que está delante de ellos. Según mi experiencia funciona muy bien.
- Quinto: También se les puede poner de pie cuando son un poco más mayores.

Además con los niños hay que tener en cuenta que, a menudo, están asustados porque ir a la peluquería a cortarse el pelo es algo nuevo para ellos. Si les haces el primer corte de pelo, enséñales la máquina pequeña de cortar y déjales poner el dedo en el cabezal. Sólo zumba un poco y hace cosquillas. Los niños no son tontos. Si les enseñáis todo con cuidado, por ejemplo, cómo corta algún pelo en el dorso de vuestra mano, tienen menos miedo. O empieza simplemente a peinarle con cuidado. Quítale primero el miedo. Es muy importante que nosotros reflejemos seguridad y tranquilidad. Los niños son muy receptivos. Ellos notan enseguida si algo no encaja o si estáis inseguros. Por lo tanto hablar tranquilos y sabiendo lo que hacéis.

1.7   Fuentes de inspiración

Para ampliar vuestros conocimientos básicos son ideales los nuevos medios. Actualmente Google, Pinterest, Instagram, Facebook y YouTube son muy populares. En los seminarios y cursos que hacéis regularmente os váis a enterar de las últimas tendencias. En ellos podemos aprender más, de otros peluqueros, que de cualquier otra persona. Hay que estar siempre a la última, siempre a la cabeza. Es muy divertido. A mí personalmente me gustan los nuevos medios. Igual es a través de ellos como me habéis conocido. A través de YouTube yo también he aprendido mucho. Sin embargo también encuentro inspiración en los medios tradicionales, es decir las revistas, como por ejemplo Vogue y GQ.

2   Herramientas

Sin herramientas no hay corte. Tenemos que conocer bien y dominar todos nuestros utensilios. No debemos olvidar su cuidado, limpieza y desifección después del uso. Os voy a proponer un par de ejercicios y los voy a colgar en YouTube.

2.1   Manos

YouTube: cómo hacer que nuestras muñecas sean más flexibles.

Cómo coger bien la tijera

Proteged vuestras manos del viento demasiado frío en invierno. Poneros guantes. Para lavar poneros siempre guantes. Mejor también en casa para limpiar. Poneros crema en las manos cada día después del trabajo. Lo mejor es llevar las uñas cortas y limpias.

El primer ejercicio para preparar nuestras manos para el trabajo posterior procede del dibujo. Primero practicamos dibujar líneas bien hechas, ondas y círculos.   Estos movimientos nos van a acompañar después a menudo. Los movimientos proceden de todo el brazo y de la muñeca. El lápiz se sujeta suavemente con los dedos, sin apretar. Las líneas, ondas y círculos se deben dibujar en el papel, manteniendo siempre la misma separación entre unas y otras. Así no sólo entrenamos nuestras manos, sino también aprendemos a calcular a ojo. Una buena coordinación manos-ojos (visiomotriz) es el primer paso para poder cortar el pelo de forma perfecta y agradable. La necesitamos más tarde para poder manejar el peine y la tijera.

El peine y la tijera los dejamos naturalmente siempre en nuestra mano. Separamos el pelo en mechas finas (aproximadamente 2cm), peinamos bien hacia afuera y sujetamos tirante el pelo con el dedo índice y el dedo corazón. Los dedos bien rectos. Para evitar cortes innecesarios se corta sólo en las falanges delanteras de los dedos. Así nos ahorramos muchas tiritas.

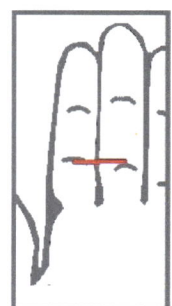 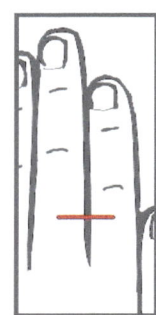

Si nos hacemos un corte tenemos que desinfectar la herida. Para ello podemos utilizar H_2O_2 (6%). Lo aplicamos directamente en la herida. Después echamos un poco de agua fría, nos ponemos una tirita y ia continuar!. El H_2O_2 actúa como "desarrollador" en tintes para el pelo. En todas las peluquerías hay litros almacenados por ahí. En caso de heridas profundas ir al médico para que os lo certifique como accidente laboral. Por favor no debéis nunca manchar a los clientes de sangre. No está nada bien. Suena raro, pero para muchos no es tan evidente.

Aquellos que se interesen por el H_2O_2 y otras de sus posibles aplicaciones deberían leer el libro El peróxido de hidrógeno H_2O_2 el remedio olvidado del Dr. Jochen Gartz.

2.2   La tijera de cortar

YouTube: Cómo coger la tijera adecuadamente.

Ejercicios con la tijera

La tijera es nuestro utensilio más importante, trátala bien. A veces hay que limpiarla y engrasarla. Yo personalmente me compro siempre tijeras (5,5 pulgadas), dentro de una categoría de precios de unos 400,00 euros. A veces también un set que incluye la tijera de esculpir. Este utensilio lo deberíamos comprar sólo después de haberlo tenido en la mano porque nuestra tijera debe encajar bien en nuestra mano. La punta del dedo pulgar va en el dedal inferior u ojo móvil, el dedo anular en el dedal superior u ojo fijo y el dedo meñique se coloca en la ceja de apoyo. El resto de dedos estabilizan la tijera. Deberíamos dominar muy bien este utensilio. Para ello sujetamos la tijera con el brazo estirado delante de nosotros y movemos sólo el pulgar. En realidad, para cortar el pelo movemos exclusivamente el pulgar, la hoja inferior se mantiene quieta. Lo de la punta del pulgar es importante en caso de que un dedo o un cliente de repente se encontrara entre las hojas de la tijera, ya que la punta del pulgar sale fuera del dedal en caso de una fuerte resistencia. Si colocáis el pulgar demasiado adentro del dedal, pellizcaréis todo lo que se encuentre entre las hojas de la tijera. AY!!! Por lo tanto ir con cuidado y practicar, practicar y practicar otra vez.

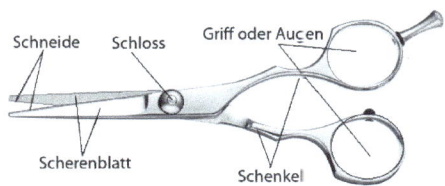

Schneide: filo o puntas

Schloss: tornillo o pivote

Scherenblatt: hojas

Schenkel: asta

Griff oder Augen: dedales u ojos

Las tijeras de cortar de peluquería, están hechas de un acero fuertemente aleado e inoxidable. Para personas con piel muy sensible que tienen alergia al níquel, las hay con recubrimientos de plástico o laqueados, en hojas, astas y dedales. Las tijeras profesionales ocasionan bastante menos el fenómeno de puntas abiertas que otras.

Cortan el pelo y no lo aplastan. En un pelo bien cortado, las puntas no se abren tan fácilmente que en un pelo aplastado. Algunas tijeras profesionales tienen un filo hueco, lo que garantiza que se deslicen más fácil. En algunas tijeras las hojas tienen un filo convexo, De esta forma hay un punto en el que las hojas se encuentran y donde el pelo se corta de una forma limpia.

En las hojas de tijeras hay otra opción con nuevas propiedades. Se trata de hojas microdentadas, con ellas no se estira el pelo, con ellas se producen cortes secos con precisión. Pero con estas tijeras no se puede despuntar.

2.3   Tijera de entresacar o esculpir
En el caso de la tijera de esculpir y entresacar, hay que tener en cuenta que haya suficiente espacio entre los dientes, para que no tire tanto del pelo al descargarlo. Con esta tijera tenemos que ser muy cuidadosos. Es muy apropiada para quitar volúmen del pelo o para crear desvanecidos de forma más suave.

En cortes de pelo cortos para hombre sirve para eliminar las sombras negras, es decir igualar zonas de diferentes longitudes. Para casi todos los tipos de corte podemos utilizar estas tijeras. La diferencia entre estas dos tijeras está en la capacidad de descargar pelo.

La tijera de esculpir proporciona un mayor vaciado, con ella se modela el volúmen en pelos lisos. La tijera de entresacar es la que menos pelo corta y es apropiada para las sombras en cortes de pelo muy cortos, como por ejemplo Fade-Haircut.

En el dibujo se muestra una tijera de esculpir. La tijera de entresacar tiene dientes en las dos hojas.

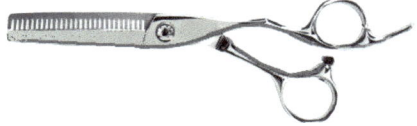

Cuidado: con esta tijera podemos estropear un buen corte de pelo. En el pelo rizado la textura se vuelve dispersa. Los pelos cortos se encrespan y no quedan bien después del peinado. En este caso utilizarlas sólo para trabajar las puntas más exteriores del pelo.

2.4   La máquina cortapelo
Es también un medio de trabajo esencial en el día a día de cortar el pelo. Como se trata de un aparato mecánico necesita a veces algo de aceite. Una o dos gotas en el cabezal y

a seguir. En caso de que el cabezal se desafile, hay que pedir otro. Los hay de todos los fabricantes. Lo que es la máquina dura mucho. Si la batería ya no funciona bien, se le puede poner el cable y acción...

Para cortar más o menos apuradamente, es decir desde 0,05/0,1 hasta 3mm hay peines separadores.

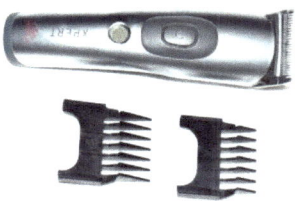

Están hechas de acero inoxidable de alta aleación. Los cabezales están equipados a menudo de un revestimiento de carbono o de titanio.

2.5   Los peines separadores
No hay mucho que decir sobre ellos. Cuanto más largo, más me tengo que esforzar para recortar todo el pelo a la misma largura. Personalmente pienso que sólo se necesitan los dos o tres más pequeños. El resto lo corto mejor y más rápido con la tijera.

2.6   La navaja
YouTube: Cómo afeitar bien la nuca sin arañar y sin utilizar espuma de afeitar

La navaja se utiliza para afeitar el contorno y la nuca. En cortes de pelo de hombre para texturizar cortes de pelo muy despuntados y con mucho movimiento. Hay cuchillas para cambiar y tienen que ser sustituidas periódicamente. Queremos mimar al cliente, por tanto antes de afeitarle humedecer por favor la zona con el acondicionador en spray para que no rasque de forma desagradable. Las hojas son de un acero inoxidable templado y con filo muy agudo.

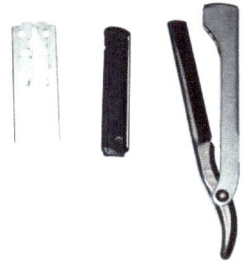

2.7 El peine
YouTube: Cómo sujetar bien el peine al cortar el pelo

Los peines se utilizan cuando estamos cortando el pelo, para peinarlo y distribuirlo. Las melenas largas se cepillan con cepillos para pelo largo antes de peinarlas. Por favor tener cuidado y comprar sólo peines de alta calidad. Es decir desbarbados. Para trabajar nunca soltamos el peine de la mano. Para cortar colocamos el peine en el pulgar. Tenemos que elegir el peine en función del tipo de cabello. Para cortes con tirantez, utilizamos instrumentos de trabajo más finos. Para cortes de pelo de hombre necesitamos un peine delgado y plano para cortar bien uniones, para quitar sombras y para un contorno bien hecho.

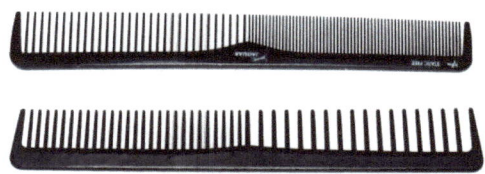

Los peines tienen que ser elásticos, resistentes a la rotura y a la temperatura. No se deben cargar electroestáticamente y tienen que ser resistentes a productos químicos.

2.8 Pinzas
Con ellas ordenamos nuestra cabeza. Con órden en la cabeza podemos ordenar nuestras ideas y nos podemos concentrar en cortar el pelo. Las pinzas deben sujetar bien y a poder ser no tener dientes muy afilados para que cuiden el pelo. Pero no separamos el pelo con pinzas, lo hacemos con el peine. Al principio es un poco complicado pero con práctica funciona. En las melenas muy largas giramos el pelo, formando caracoles y entonces los sujetamos con la pinza apartándolos.

2.9 Agua
Para cortar el pelo, lo mantenemos siempre uniformemente mojado, húmedo o seco, según os resulte a vosotros mejor para trabajar. El corte básico, se hace por lo general con el cabello mojado o húmedo. Después secamos el pelo, para poder controlar el corte otra vez en seco.

2.10 Acondicionador en spray
YouTube: Cómo mezclar uno mismo el acondicionador en spray, a partir de un acondicionador para pelos teñidos

Gracias a él conseguimos un pelo más suave y fácil de trabajar en mojado. Basta con echar un poco. También es muy importante a la hora de afeitar el contorno a navaja. Se echa un poco en la zona que vamos a afeitar y la navaja se desliza agradablemente sobre la piel. Es casi indispensable en cortes de pelo para hombre bien hechos. Además tiene un olor   agradable.   Como   yo   personalmente   corto   muchísimo,   necesito   mucho acondicionador en spray. Por eso os revelo mi secreto: echar un poco de acondicionador para proteger el color, en la botella de spray y rellenar el resto con agua. El cabello se peina más fácil, cumple todas las condiciones para el afeitado y es barato. En la barba, dejarlo actuar unos minutos para que los pelos gordos de la barba se ablanden un poco.

2.11 La antorcha

YouTube: La antorcha para quemar los pelillos de las orejas DIY

Si queremos mimar a nuestros clientes rápido y con un poco de show, debemos también quemarles los pelos de las orejas. Es muy fácil. Lo primero que necesitáis es una horquilla de pelo desdoblada o una aguja de hacer punto, en cuyo extremo se enrolla un trozo de guata. Resultado: un bastoncillo para los oídos de grandes dimensiones. El algodón tiene que quedar muy sujeto en el extremo, ya que después no debe salir volando ardiendo por la peluquería. Para asegurarnos le echamos un poco de laca y volvemos a apretar. Después pulverizar el algodón con laca a muy corta distancia, y encenderlo. Entonces hay que actuar con rapidez. Una mano sujeta la oreja de forma que los pelillos sobresalgan, y a la vez la colocamos protegiendo el cabello. Él no se debería quemar. Golpeamos con la antorcha ardiendo en la oreja. Uno, dos y una pequeña pausa. Debería ir rápido. Pero no es ninguna obra de brujería. Probarlo en vuestra mano para que sepáis que rápido tiene que ir. Mirad el vídeo en YouTube.

3   Distribución

Ahora llegamos a la cabeza. Aquí vaís a ver como subdividir una cabeza en áreas separadas. Esto es muy importante a la hora de cortar el pelo según la forma clásica. Las distintas secciones nos dan control del cabello en el momento del corte.

Vamos a subdividir siempre la cabeza en áreas para poder controlar mejor nuestro corte de pelo. Aquí decidimos que forma de corte vamos a elaborar. En la descripción de cortes lo podéis encontrar como distribución (D). A este respecto podéis encontrar un vídeo en YouTube: Secciones de la cabeza (Die kopfbereiche)

3.1   EL punto plano -PP

Es el punto en el que se cruzan la raya en medio y la raya transversal. Las dos rayas se cruzan en el punto más alto de la cabeza, el punto plano.

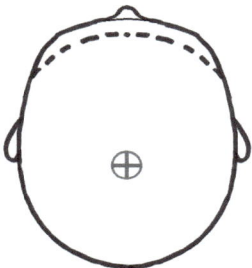

3.2   La raya en medio - RM

La raya en medio o sección central es una división vertical que va desde el centro de la frente hasta el centro de la nuca, pasando por el punto más alto de la cabeza. La raya en medio también se conoce como eje A. La raya en medio nos divide la cabeza en izquierda y derecha.

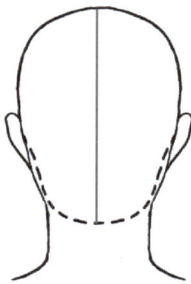

3.3   La raya transversal – RT

YouTube: Cómo seccionar la raya cruzada

La raya transversal se extiende de oreja a oreja, pasando por el punto más alto de la cabeza o desde el punto más ancho de la cabeza a izquierda y derecha hacia el punto plano. La raya transversal también se conoce como eje B. La raya transversal nos separa la cabeza en delante y detrás.

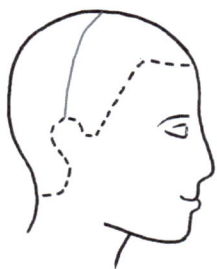 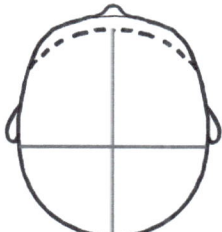

3.4   La línea gorro-LG

La línea gorro o cresta es el perímetro más ancho de la cabeza. Con ella separamos la parte superior e inferior de la cabeza. Para ello trazamos la perpendicular de la cabeza y vemos su parte más ancha. Así estamos dibujando la línea gorro. También conodida como eje C.

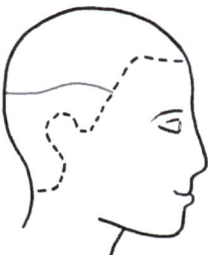 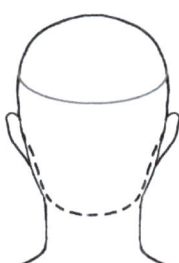

3.5   La zona superior de la cabeza – ZSC

Trazamos un ángulo recto en el punto más alto de la cabeza y la otra arista toca la línea gorro, la línea límite de la parte superior de la cabeza se consgue trazando un ángulo de 45° diagonal en el cuero cabelludo. Es seguramente la sección más importante a la hora de cortar el pelo.

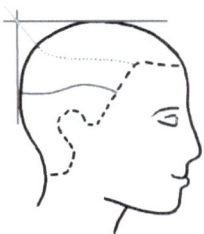

3.6   La zona frontal - ZF

En la zona superior de la cabeza nos encontramos con los pelos para el flequillo o la zona de la frente. Dividimos del punto más alto de la cabeza hasta las entradas de la frente. La zona se trata de un modo diferente según el tipo de flequillo. Pero la regla de oro debería ser así válida:

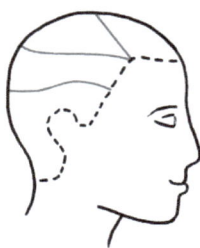 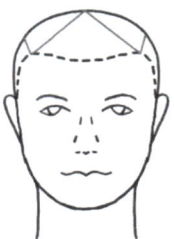

3.7   La zona lateral – ZL

Trazamos el ángulo derecho en la raya del medio y en la raya transversal, entonces dibujamos igual que en la zona superior de la cabeza, en la diagonal de la parte superior de la cabeza hacia el contorno del pelo, una linea. Ésto lo hacemos en el lado derecho y en el lado izquierdo.

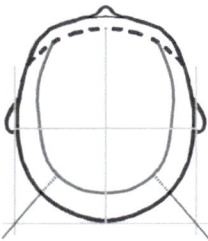

La línea gorro y la raya transversal subdividen la zona lateral a derecha e izquierda en otros campos más pequeños. La zona lateral de arriba, delante y detrás o la zona lateral de abajo, delante y detrás. En el siguiente gráfico de color gris.

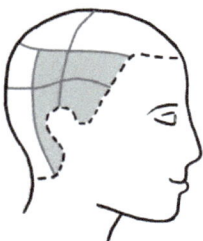

3.8 La coronilla - C

La zona de la cororilla resulta de la linea fronteriza de la zona superior de la cabeza y la linea fronteriza de la zona del perfil. Se subdivide a través de la raya del medio en otras dos zonas: la coronilla derecha e izquierda (Ver ilustración Zora de la nuca).

3.9 La zona de la nuca - ZN

Ahora hemos elaborado la zona de la nuca y como vemos se da el mismo juego que en el caso de la coronilla: la zona de la nuca derecha e izquierda.

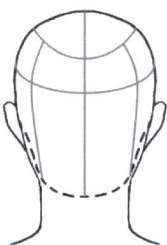

3.10 La zona del contorno – ZC

Aquí dividimos una franja 2 dedos de ancha en todo el contorno del pelo. Si queremos elaborar un corte con flequillo o motivo en la frente, suprimimos esa parte.

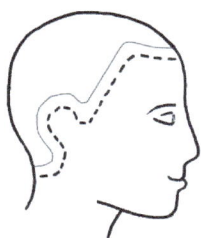 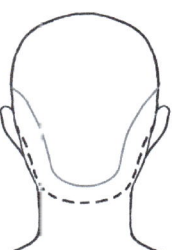

Estas son todas las zonas de la cabeza que, como peluqueros, nos van a acompañar en el futuro cada día en todos los trabajos que hagamos, ya sea consciente o inconscientemente. Con estas zonas de la cabeza trabajan todos los peluqueros, en todo el mundo, a diario.

4   Secciones

YouTube: dividir bien.

Las secciones nos ayudan a controlar todavía mejor cada zona de la cabeza. Depende de qué forma de cortar he elegido y de cómo deben caer después las puntas del pelo.

En este aspecto hay reglas generales que son válidas y que están definidas a grandes rasgos. Pero podemos elegir las secciones con las que nosotros mejor nos arreglemos.

Separamos con la parte más ancha del peine. El dedo índice se sitúa allí donde nosotros nos dirigimos con el peine. El peine está inclinado y lo deslizamos sobre el cuero cabelludo, presionando ligeramente. Con el dedo pulgar y el índice cogemos el pelo del peine.

Una sección no debería ser más ancha de 1-2cm. Una mitad del paso de pelo ya cortado y la otra mitad del pelo que queda por cortar. Seguimos para ello siempre la línea de corte y así tenemos un 100 % de control sobre el corte de pelo. Sólo el que trabaja bien y concentrado va a conseguir al final un buen corte de pelo.

4.1   La sección en forma de estrella en la zona superior de la cabeza (ZSC)
Optamos a menudo por una sección con forma de estrella, cuando hacemos un corte a capas. Así podemos continuar muy bien con las capas. En esta sección trabajamos alrededor de un punto. Es muy apropiado para la parte superior de la cabeza.

4.2   La sección vertical en la zona izquierda de la nuca (ZN)
Con una sección vertical podemos cortar de forma muy controlada los cortes a capas. Peinando frecuentemente tenemos una visión general de la largura de las capas. Así vemos enseguida si tenemos que cortar todavía un poco más o si deberíamos dejar algo más de pelo.

4.3   La sección horizontal en la zona derecha de la nuca
La sección horizontal está presente, en realidad, en casi todos los cortes de pelo.

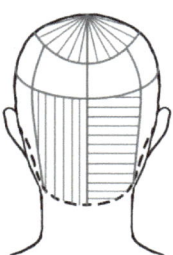

4.4   Cóncavo dividido en la zona de la nuca
Es muy adecuado si queremos cortar una media melena, en capas degradadas (Bob), al estilo de Victoria Beckham. Podemos peinar el pelo hacia un punto y allí cortarlo.

4.5   Diagonal hacia adelante dividida en la coronilla (C)

YouTube: Cómo seccionar el pelo adecuadamente

Si quiero cortar un Bob bonito elijo la mayoría de veces esta sección.

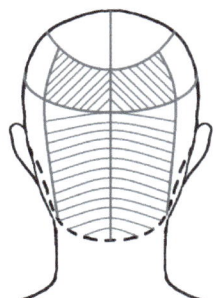

¿Diagonal hacia adelante? Es fácil de acordarse con ayuda de este ejemplo. Si pusieramos una bola en la sección diagonal, rodaría hacia adelante. Otra ayuda para acordarse de cóncavo: acariciamos en nuestros pensamientos una cabeza, para ello nuestras manos hacen un movimiento cóncavo.

4.6   Convexo dividido en la zona de la nuca (ZN)
Aquí trabajamos por ejemplo una largura básica redonda. Excelente en pelos largos.

4.7   45° diagonal hacia atrás dividido en la coronilla (C)
Si queremos que el peso (volumen) se asiente en la nuca o una forma en V básica en pelo largo.

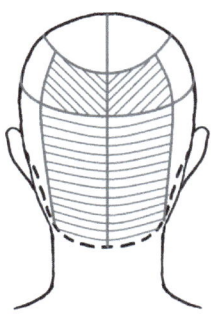

4.8 Ángulos

¿45° diagonal dividido hacia atrás? Datos más exactos sobre las divisiones diagonales nos las dan los ángulos.

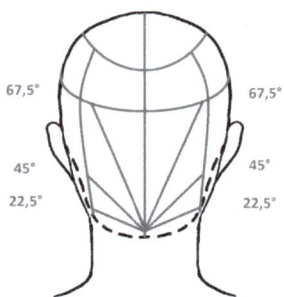 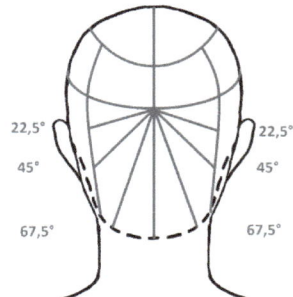

0° es la horizontal. Se pueden elegir todos los ángulos entre 1° y 89°, pero no se tiene que hacer tan exacto. Estos tres ángulos son suficientes, aunque se puede indicar la diagonal más fácil (45°), sin especificar el ángulo.

5   La contraprueba (Crosschek)

Aquí controlamos el corte de pelo elaborado, siempre de forma transversal (en cruz) a las divisiones. Funciona casi siempre. Ya que existe la posibilidad de hacer un Crosschek, deberíamos hacerlo. Lo mejor es volver a controlar el corte con el pelo seco, para ver si en algún sitio nos espera una sorpresa. Mejor que encontremos nosotros la sorpresa en la peluquería, a que se la encuentre el cliente en casa. Finalmente son los clientes los que van a peinar, secar y dar forma al pelo en todas las direcciones. No hay nada más fácil que volver a controlar el corte una vez que hemos secado el pelo con el secador.

6   Las direcciones de peinado

Determina en que dirección se va a peinar el pelo a la hora de cortar.

Vertical	Corte en capas degradadas o a capas. Peinamos de forma vertical, hacia arriba. → ZSC	
Horizontal	Cortes a capas y cortes parejos. Peinamos de forma horizontal. → C	
La forma natural	La forma natural compacta. El peine sigue la forma natural. → ZN	
Paralelo a las secciones	El peine se mueve paralelo a las secciones, como en el caso de las gradaciones o del encapado uniforme → ZL	
Diagonal	Trabajamos por ejemplo con una linea estacionaria de corte. Así peinamos diagonal hacia abajo o hacia arriba → RT	
En forma de C	Peinamos en forma de C. Es muy importante, en caso de cortes compactos, adelante en la zona lateral, porque los clientes llevan luego el pelo de esa forma. Así no se produce adelante ninguna pequeña gradación. Si no, al dar forma, se ve de forma extrema (Styling) y el pelo tiene que quedar bien después del Styling.	

7   Angulos de peinado

En la ilustración podemos observar 3 ángulos de 90°, dibujados en negro. En los ángulos de peinado, damos por hecho, que nosotros estamos situados detrás o al lado del cliente, y que acompañamos con el ángulo de 90° la curvatura de la cabeza. Esto proporciona para cada tipo de corte un ángulo de peinado.

0° el caso natural	En la nuca encontramos los 0°, es decir el caso natural. Es el ángulo de peinado correcto para las formas naturales compactas. Forma geométrica: el rectángulo	
Por debajo de 90° o 1-89°	En la línea gorro está el ángulo de peinado para los cortes degradados. 1-89°, siempre por debajo de 90°. Forma geométrica: el triángulo. o 22,5°mínimo ángulo de peinado (siempre entre 1-44°, la mayoría de las veces 22,5°) o 45°ángulo de peinado medio o 67,5° máximo ángulo de peinado, (siempre entre 46-89°, la mayoría de las veces 67,5°)	
90° y la curvatura de la cabeza	Si peinamos el pelo siempre exactamente 90° alrededor de la curvatura de la cabeza obtenemos la forma a capas homogéneas. En la ilustración podemos ver 3 ángulos de 90°. Forma geométrica: El círculo	
Por encima de 90°	Si peinamos el pelo como está descrito en ZSC, por encima de 90°, conseguimos la forma a capas degradadas. El ángulo en el punto más alto de la cabeza nos muestra un ángulo de peinado 45 por, encima de 90°. Forma geométrica: óvalo	

Con un poco de fantasía podemos reconocer las formas de corte geométricas. Como podéis ver es todo muy lógico. Éste es uno de los puntos más importante a la hora de cortar el pelo, el ángulo de peinado.

8   Peine, dedos, tijera

Se refiere básicamente a la posición del dedo que corta, con respecto a la sección. Aquí sólo puede ser paralela a la sección. En el gráfico se reconoce en la representación de abajo. En la representación de arriba vemos una posición no paralela de peine, dedos, tijera. En algunas circunstancias se puede decir que la posición peine, dedos, tijera se encuentra paralela a la curvatura de la cabeza, como por ejemplo en la forma capeada uniforme.

8.1   No paralela a la sección

En el gráfico se puede ver sobre la línea gorro. Los dedos no están paralelos a la sección. Esta posición de los dedos la encontramos sobre todo en cortes a capas degradadas.

8.2   Paralela a la sección

Aquí se pueden ver debajo de la línea gorro. Los dedos están paralelos a la sección, como en los cortes naturales compactos, en los cortes a capas uniformes y a menudo en las gradaciones.

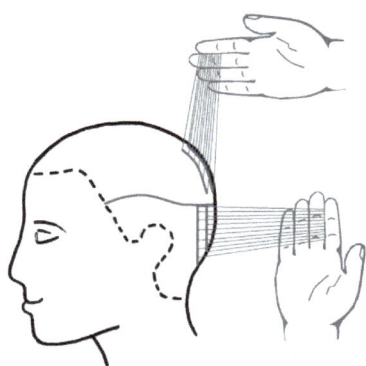

9 Lineas de diseño

Una línea de diseño o de corte puede ser móvil o estacionaria. Una línea de corte puede moverse también de forma dinámica con el corte y la forma de la cabeza. En este caso es una línea de corte móvil.

9.1 Móvil

Una línea de diseño móvil se mueve, con el corte de pelo correspondiente, alrededor de la cabeza. Cada corte es utilizado como guía para realizar el siguiente. En caso de que la línea de corte móvil se mueva de forma dinámica con el corte, se puede escribir una suplementaria. Por ejemplo: AT 2 a 1, 3 a 2, 4 a 3, etc en este caso la línea de corte es AT 1 y se corta en AT2. Si la línea de corte está en AT2 se corta en AT3. Esto es una mezcla entre móvil y estacionaria. Así podemos mantener el control sobre la largura del pelo. (ver ilustración en punto estacionario- ZSC)

9.2 Estacionaria

Una línea de diseño estacionaria está siempre en el mismo lugar. Peinamos el pelo hacia ese lugar. Es la guía a la cual se dirigen todos los largos. En esta ilustración se puede ver muy bien cómo tirando hacia atrás se va ganando cada vez más en largura hacia adelante. (ver zona de perfil arriba)

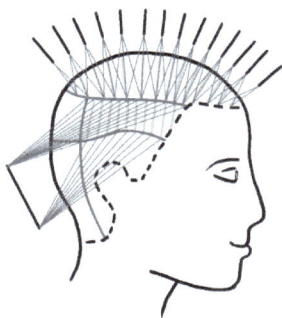

10 Descripción del diseño de corte

En los siguientes puntos aclaro los elementos adecuados para describir un corte. Todas son gráficas lo más sencillas posibles, para facilitar su comprensión.

10.1 Estructura

La estructura nos da las indicaciones sobre la disposición del largo alrededor de la curvatura de la cabeza. Por ejemplo el pelo más largo está en la parte superior de la cabeza con aumento de largura hacia el contorno (corte en capas degradadas). Así podemos describir cada una de las zonas de la cabeza.

10.2 Textura

La textura describe el movimiento del pelo después del corte.

Un ejemplo en un encapado uniforme. Las puntas se descargan y así caen de forma especialmente suave. Se puede apreciar un ligero ondulado natural. Se trata de una textura totalmente activada. La textura puede ser:

- Inactivada
- Parcialmente activada
- Activada decreciente
- Totalmente activada

La textura se puede utilizar también para el color y el peinado. Podemos resaltar o equilibrar la textura del corte con el diseño de acabado o de color. Mirad algunos peinados de forma más exacta y clasificar la textura según el corte, el diseño de color y el acabado (Styling).

10.3 Forma

La forma nos da la forma geométrica del corte de pelo. Si podemos trazar un corte, de forma adecuada, tenemos casi todo el plan en nuestra cabeza. Podemos jugar con las formas, combinarlas entre ellas o desmontar cortes complicados. Es el camino más interesante y próspero para poder hacer otros cortes. Para trazar la forma en el gráfico de corte tenemos que tener en cuenta que las larguras sean adecuadas a nuestro corte.

- rectángulo
- triángulo
- circulo
- óvalo

10.4 Código de color

El código de color nos sirve para facilitar la compresión y es una gran ayuda para leer una gráfica de corte. Utilizamos:

- azul para la forma natural compacta (rectángulo)
- amarillo para la gradación o corte en capas degradadas (triángulo)
- verde para el encapado uniforme o corte en capas de igual longitud (circulo)
- rojo para el encapado en disminución (óvalo)

11 Estilos de corte

Todos los puntos anteriores juntos dan como resultado unos estilos de corte, los cuales os voy a describir ahora más detalladamente. Al final os doy un par de ejemplos de cómo podemos combinar cada estilo consiguiendo miles de creaciones individuales.

11.1 Forma sólida o compacta

YouTube: La forma natural compacta

Estructura:	El pelo más largo está en el punto más alto de la cabeza, el pelo más corto está en la zona de la nuca. El cabello acaba en una capa. Se va creando volumen.	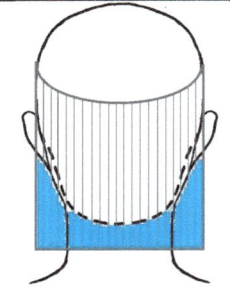
Textura:	inactivada	
Forma:	rectángulo	
Color:	azul	

D	hasta la LG	a partir LG	en ZF
S	horizontal	horizontal	horizontal
DP	vertical	vertical	forma de C
AP	0° caso natural	0° caso natural	0° caso natural
PPDT	paralela a la S	paralela a la S	Paralela a la S
LC	móvil hasta la LG	estacionaria	estacionaria

D: distribución   S: sección   DP: dirección de peinado   AP: ángulo de peinado

PPDT: posición peine, dedos, tijeras   LC: línea de corte

El cabello acaba en un mismo nivel. Como la cabeza se mueve hacia afuera hasta la línea gorro, a nosotros por lo tanto la línea de corte también se nos desplaza ligeramente hacia afuera. La tijera se sostiene en posición horizontal, con los ojos de la tijera hacia arriba. Así cortamos sección por sección toda la cabeza. Empezamos siempre en la nuca, es decir con los pelos más cortos y trabajamos así hasta la raya de la cabeza. En la frente tenemos que peinar en forma de C, de forma que el cabello caiga también aquí en forma de C. Si no lo hacemos, nos vamos a dar cuenta después de peinar, que el pelo de la parte delantera queda más corto y esto no es lo que buscamos en este tipo de corte. En caso de raya a un lado, deberíamos preguntar a la cliente si se pone la raya siempre exactamente en el mismo sitio. En caso de que la raya se desplace, podemos dejar caer algunos pelos encima.

Las larguras básicas en formas compactas naturales no tienen que ser obligatoriamente horizontales. Por favor tener siempre en cuenta que la línea de corte sea paralela a la sección y el ángulo de peinado sea 0°, el caso natural, si no obtenemos sin darnos cuenta una gradación.

Lo mejor es que controlemos el corte otra vez en seco. Peinemos sin estirar y cortemos los pelos que sobresalgan.

11.2 Forma gradada

YouTube: Cortes con gradación en pelos cortos y largos

Estructura   El pelo más corto está en la zona del contorno con largura ascendente hacia arriba. Las puntas del cabello se apilan unas encima de otras, con creación de volumen hacia arriba

Textura   parcialmente activada

Forma   triángulo

Código de color   amarillo

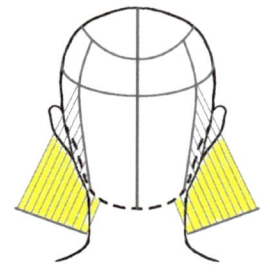

Gradación baja, 22,5°	
D	ZN, C, ZL, ZSC
S	diagonal hacia adelante 22,5°
DP	paralela a la sección
AP	22,5°
PPDT	paralela a la sección
LC	móvil, estacionaria
Gradación media 45°	
D	ZN, C, ZL, ZSC
S	diagonal hacia adelante 45°
DP	paralela a la sección
AP	45°
PPDT	paralela a la sección
LC	móvil, estacionaria
Gradación media 67,5°	
D	ZN, C, ZL, ZSC
S	diagonal hacia adelante 67,5°
DP	paralela a la sección
AP	67,5°
PPDT	paralela a la sección
LC	móvil, estacionaria

Graduación media 67,5°		
D	ZN, ZC, ZL	
S	diagonal, horizontal, vertical	
DP	paralela a la sección	
AP	67,5°	
PPDT	paralela a la sección	
LC	móvil	

Gradación muy alta 90°		
D	ZN, C, ZL	
S	diagonal, horizontal, vertical	
DP	horizontal	
AP	90°	
PPDT	paralela a la sección	
LC	móvil	

Elegimos la sección y peinamos el pelo siempre por debajo de 90° hacia afuera. Es un tipo de corte que gusta mucho tanto a hombres como a mujeres.

La forma de corte que más a menudo se utiliza es la gradación. En muchos cortes de pelo crea el contorno, en cortes de hombres e innumerables cortes de mujeres. Está muy bien porque podemos crear volúmen de forma controlada.

Los cortes de pelo con maquinilla para hombres y mujeres están sujetos también a gradación, aunque sean muy cortos. En ese caso de pocos milímetros a pocos centímetros. En cortes de pelo a máquina en la zona lateral (ZL), la zona de la nuca (ZN) y en la zona de la coronilla (C) cortamos el pelo cada vez más corto conforme nos acercamos al contorno. Así conseguimos una silueta más bonita del corte. También intentamos compensar las irregularidades de la cabeza. Desgraciadamente a menudo nos dejamos de cortar las sombras. Para conseguir un resultado perfecto deberíamos eliminar las sombras con un peine fino y una tijera de entresacar.

Del mismo modo, deberíamos tener en cuenta en cortes a máquina, que ningún pelo debe ser más largo que la largura de corte seleccionada en la maquinilla. Debemos pasar la maquinilla por la zona a cortar, tantas veces como sea necesario, con la presión adecuada, en diferentes direcciones hasta que no tengamos ningún pelo más largo que lo que deseamos. Después quitamos las sombras con la tijera de entresacar.

En los trabajos de precisión se van a dar cuenta los clientes si damos importancia a la perfección. Los clientes nos lo van a agradecer.

Una peculiaridad de la gradación es la gradación negativa. Aquí también se van apilando las puntas del pelo unas con otras. Por supuesto de dentro hacia afuera. Hacemos divisiones un poco más finas y ganamos en cada pase uno, dos o tres centímetros en largura. Así conseguimos una superficie más armónica y un buen volúmen de abajo hacia afuera. El cabello cae con una bonita curva en forma de C hacia adentro, con el resultado de que tenemos el volumen en la nuca y de que conseguimos una textura inactivada.

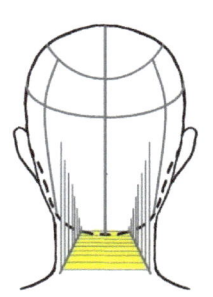

11.3 Encapado uniforme

YouTube: Encapado uniforme

Estructura   Se caracteriza por largos iguales
Textura   totalmente activada
Forma   círculo

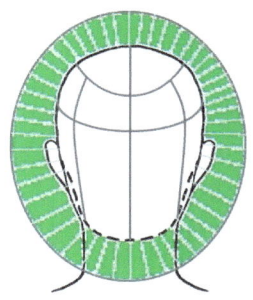

D	todas
S	todas
DP	paralela a la curvatura de la cabeza
AP	90° alrededor de la curvatura de la cabeza
PPDT	paralela a la curvatura de la cabeza
LC	móvil

Siempre el ángulo de peinado es de 90° alrededor de la curvatura de la cabeza. Este tipo se caracteriza por largos iguales que van paralelos a la curvatura de la cabeza. Seguimos la línea de corte paso a paso.

Todo a la misma largura con la máquina. Pasamos la maquinilla por toda la cabeza, con el cabezal adecuado, en dirección opuesta al nacimiento natural del cabello, hasta que quede perfecto. Hay que equilibrar todas las irregularidades de la cabeza. A veces hay que hacer desaparecer alguna sombra con la tijera de entresacar. Para terminar limpiamos bien el contorno con la maquinilla pequeña y la navaja.

11.4 Encapado en disminución

YouTube: Encapado en disminución

Estructura   El pelo más corto está en el punto más alto de la cabeza, con largura creciente hacia el contorno.

Textura   activada decreciente

Forma   óvalo

Código de color   rojo

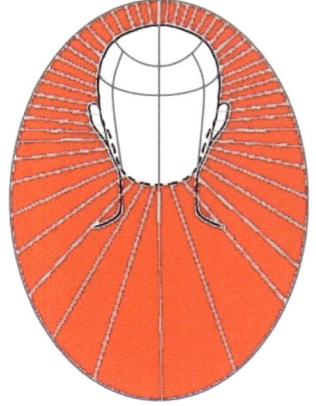

D	todas
S	la mayoría de las veces vertical y en forma de estrella
DP	vertical y torcida
AP	siempre más de 90°
PPDT	no paralela
LC	móvil, estacionaria

El volúmen está en la parte superior de la cabeza y se va extinguiendo lentamente hacia el contorno. Peinamos siempre el pelo por encima de 90°. Dependiendo de cuanto más lo sobrepasamos, va a caer la capa más pronunciadamente.

11.5 3D, la técnica de planos

YouTube: 3D, la técnica de planos

El Bombage es un corte de pelo para el exámen de oficial de peluquería. Es un corte angular, de los años 50, especial para chicos.

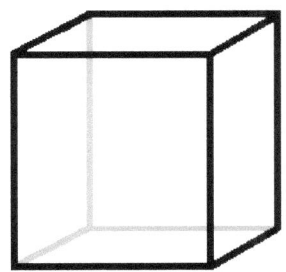

Para cortar el pelo nos situamos detrás del cliente o a un lado y estiramos el pelo directamente hacia nosotros. De esta manera conseguimos los planos. Los planos no tienen que estar siempre uno detrás de otro en el ángulo cerecho. También podemos disponerlos de forma inclinada, según el corte. Esto nos lo trae consigo la experiencia. A mí personalmente me gusta mucho esta técnica, tanto para hombres como para mujeres, porque después resulta muy anguloso a través de los planos. Elegimos una sección horizontal, vertical o diagonal y estiramos siempre hacia la mitad de nuestro cuerpo. Trabajamos de la mitad hacia la derecha o hacia la izquierda. En la parte superior de la cabeza obtenemos a través de ese corte movimiento, que crea dinamismo en el peinado.

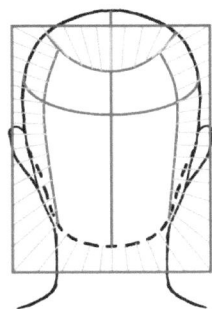 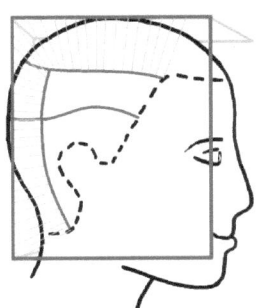 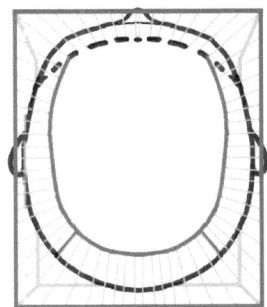

12 El flequillo

Os he buscado las formas más importantes de cortar un flequillo y se me han ocurrido las siguientes nueve posibilidades. Hay muchas más pero éstas son según mi opinión las más importantes. En general podemos decir que hay flequillos de una y de dos piezas, que se cortan largos o cortos. Los flequillos muy cortos se llaman micro. Además cada flequillo se puede cortar espeso o desafilado. Es una cuestión de asesoramiento. En este aspecto podemos ofrecer a nuestros clientes la posibilidad de un cambio de vez en cuando.

Por favor tener en cuenta la forma de la cara a la hora de hacer un flequillo, Podemos cometer un disparate y lo que queremos es que los clientes se vayan satisfechos.

Por eso por favor tener en cuenta la forma de la cara y su efecto a la hora de matizar y equilibrar.

Tener en cuenta que la zona del contorno no se corta necesariamente a la hora de cortar el flequillo. En caso de que queramos una conexión entre el flequillo y el resto del peinado la elaboramos en la zona del contorno. Seccion vertical y dirección de peinado horizontal la posición del peine, los dedos y la tijera es hacia arriba.

12.1 Flequillos rectos

Hay tres tipos diferentes. Tenemos que tener cuidado de que la largura básica no se pose en las cejas. Es mejor dejarlo 1 o 2 cm más largo, ya que al secarlo ya se queda más corto. Aquí cortamos igual que en el caso de cortes naturales compactos. Con el primer paso (0,5 a 1cm) en la zona del contorno, fijamos la largura y peinamos sin tensión. Hay que seccionar horizontal y en franjas finas, trabajando al detalle. Secamos el pelo y volvemos a controlar. En caso necesario cortarlo y despuntarlo con cuidado.

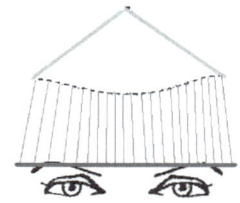 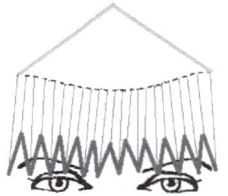 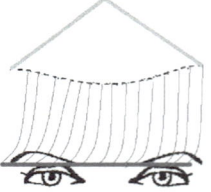

12.2 Flequillos cóncavos y convexos

Lo mejor es empezar en el centro y entonces según la forma seccionar en cóncavo o convexo. Cortamos como en el corte natural compacto. En el primer paso (0,5 a 1 cm) en la zona del contorno fijamos la largura, entonces peinamos sin tensión, hacemos secciones finas, trabajamos con precisión, despuntamos con cuidado.

Podemos cortar también un flequillo cóncavo, sujetando todo el flequillo con el dedo pulgar y el índice. Lo sujetamos con tensión y elegimos la largura deseada. Ahora cortamos, con cuidado, con la punta de la tijera alrededor del pulgar. Si hemos hecho todo correctamente, el flequillo tiene la caída adecuada.

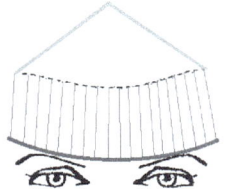 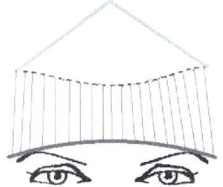 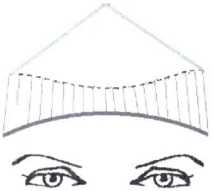

12.3 Flequillos asimétricos

En este tipo de flequillos podemos decidir si queremos que caga pesado o muy ligero.

Pesado: separamos en secciones pequeñas: 0° caso natural y cortamos el pelo a la largura adecuada. Repetimos paso a paso.

Ligero: Sólo hay una regla importante. La parte de la derecha la estiramos hacia la izquierda, la parte izquierda hacia la derecha. El resto es experiencia. Secciones, dirección de peinado, ángulo de peinado, posición del peine, dedos, tijera y línea de corte pueden utilizarse en todas las combinaciones posibles.

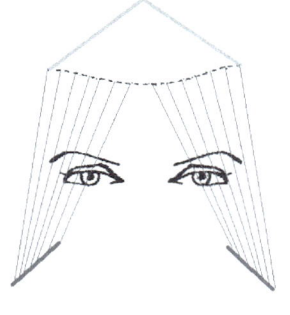 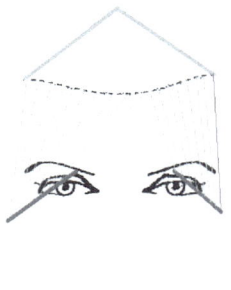 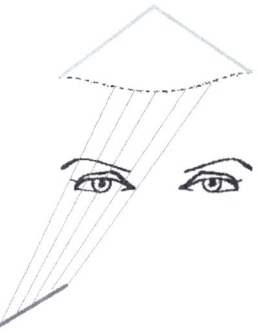

13 La texturización del corte

YouTube: Puntear, texturizar un corte de pelo

                Descargar y suavizar cortes de pelo

Hay algunas posibilidades para poder influir en la textura del cabello. Pero no siempre se trata de la superficie del cabello, a veces queremos quitar volumen o a veces simplemente perfeccionar de forma creativa un corte. Aquí podemos hacer más caso a nuestro instinto y no tenemos que trabajar necesariamente siguiendo unos pasos previamente planificados.

Es aquí cuando decicimos si vamos a estructurar nuestro corte con líneas claras o elementos suaves. ¡Adelante con la parte creativa de cortar el pelo!.

13.1 El corte de puntas (Pointen)

Para cortar las puntas con el pelo seco, levantamos un segmento del cabello, lo sujetamos fuerte con los dedos y punteamos con la tijera abierta en el mechón de pelo. Cerramos la tijera justo antes de los dedos. Esto requiere mucha práctica para que salga con fluidez. Muy importante a la hora de texturizar cortando las puntas es el ángulo en el que el pelo y la tijera están entre ellos. El ángulo tiene que ser agudo, máximo 22,5°, porque si no, cortamos muchas capas pequeñas, lo que a la hora de peinar resulta muy poco profesional. Esto no está nada bien. Por lo tanto prestar atención al ángulo y a los dedos.

13.2 Desfilado (Slicen)

Para desfilar separamos los pelos que queremos texturizar. Se puede hacer con el pelo seco o mojado. El pelo tiene que caer suelto sobre la capa protectora, en la mano o estiramos un paso con tensión y desfilamos entre la cabeza y la mano. Es una buena manera de dar a un corte el último toque. Cerramos lentamente la tijera y la deslizamos a lo largo del cabello, en un ángulo agudo, en sentido opuesto al cuero cabelludo.

13.3 Navaja

Con la navaja podemos crear mucho movimiento en el peinado. Aunque queramos conseguir una especie de desorden en la cabeza, no tenemos que olvidar que tenemos que trabajar de forma controlada y pulcra. En este caso cortamos mucho, escuchando a nuestros sentidos. Peinar, cortar, mirar. Pero también podemos peinar el pelo hacia afuera y cortarlo en la palma de la mano o delante de nuestra mano. También podemos estirar mechones sueltos de pelo y trabajarlos con la navaja. Por favor tener cuidado con vuestros dedos y vuestros clientes. Utilizar siempre una cuchilla nueva, tira menos del pelo y se consigue un acabado mejor en las puntas. Con cuchillas viejas se corre el peligro de ocasionar puntas abiertas.

13.4 Entresacar

Es una buena posibilidad de dar al corte de pelo una superficie suave y uniforme o de quitar sombras en cortes de pelo corto. Podemos o a veces tenemos que descargar pelos gruesos y duros para poder trabajarlos. En el caso de cortes suaves o despuntados es una parte indispensable del corte. Pero por favor disfrutarlo con cuidado porque también podemos estropear un buen corte. Tampoco es adecuado para pelo rizado porque en seco los pelos rizados tienen un aspecto incontrolable, miran en todas direcciones y dan como resultado un peinado difuso y revuelto.

13.5 Desconexiones

Podemos cortar una parte del pelo más corto y la otra dejarla caer por encima. Por ejemplo un undercut. Un flequillo también se corta a menudo desconectado. Es algo estupendo para destacar una parte del peinado, o para dar una línea clara al corte. También para quitar volumen, para cortes a lo Bob en la nuca por ejemplo con un undercut.

14 Pelo largo: forma básica

Aquí tenemos una ocasión de alegrar a nuestras clientas de pelo largo con un poco de variedad. Podemos dar forma al pelo largo no sólo en la largura sino también darle una forma especial. El cabello tiene una caída muy bonita con el ondulado natural, según que forma elegimos y si, en varios aspectos, la llevamos a buen fin.

Lo primero que tenemos que tener en cuenta es que la sección sea paralela a la forma básica, para que desde el principio tengamos control sobre el corte de pelo. Además aquí no trabajamos de corto a largo, como es lo normal en otros casos, sino de la mitad hacia un lado. Para controlar la largura a derecha e izquierda, estiramos 2 mechones de pelo de dos puntos opuestos de la cabeza, hacia el centro detrás en la espalda, o hacia el centro delante, debajo de la barbilla.

A las personas con pelo largo se les corta como mejor de pie, por varias razones:

- Podemos determinar mejor la largura del pelo
- La posición corporal del cliente es óptima
- El respaldo no estorba para cortar el pelo
- Cuidamos nuestra espalda

14.1 Recto básico

Obviamente se trata de una forma natural compacta. Es un buen modo de conseguir un gran efecto en pelos largos lisos. Está muy bien para pelos largos lisos

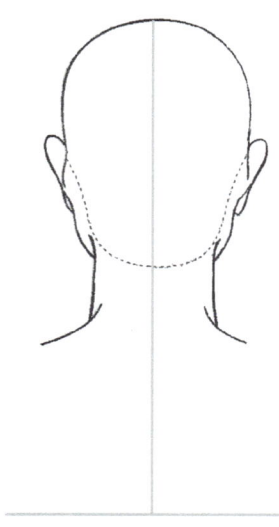

14.2 Cóncavo básico

Es ideal para cortes Bob a lo Viktoria Beckham

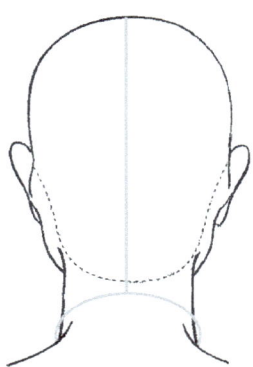

14.3 Convexo básico

Para la forma básica convexa también se eligen secciones convexas. En esta forma básica el resultaoo es una gran largura básica en la nuca y una leve gradación ascendente hacia la zona del contorno, hacia los laterales. Aquí también se puede jugar un poco con la textura.

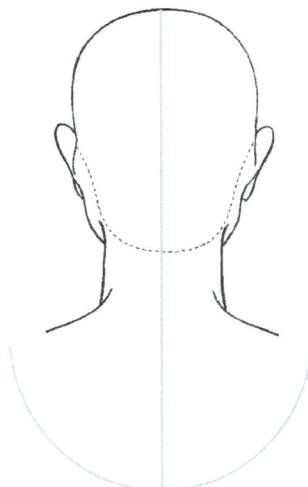

14.4 La forma básica en V

En la forma básica en V seccionamos diagonal hacia atrás, según el ángulo deseado. Esta forma es ideal para pelo ondulado. Alcanzamos la largura máxima en la nuca y conseguimos movimiento adelante en la zona del contorno.

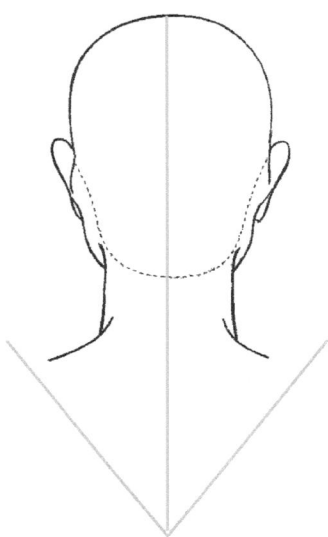

14.5 Bombage (corte clásico) para el exámen de oficial de peluquería

Ésta es la gráfica de corte para el exámen de oficial de peluquería. En el exámen deberíamos hacer una buena transición desde el cuero cabelludo hasta el resto del corte. No se debe cortar, se debe afeitar con la navaja. Tenemos que poner la atención en la transición. Se puede ver muy bien como en la zona superior de la cabeza (ZSC), en la zona de la coronilla (C) y en la zona del contorno (ZC) se debería elaborar una superficie. En las zonas pintadas de gris no podemos cortar. También se desea un acabado (styling) clásico, por ejemplo todo el pelo hacia atrás, sin raya o con raya ligeramente hacia la derecha. En este corte se trata de ver si controlamos nuestros utensilios de trabajo. Por eso no podemos utilizar maquinilla con cabezal. Todo se corta a mano. Transiciones limpias y un peinado perfecto. A los peluqueros nos lo poner realmente fácil, porque en este tipo de trabajos, podemos sacar lo mejor de nosotros mismos y demostrar de qué somos capaces.

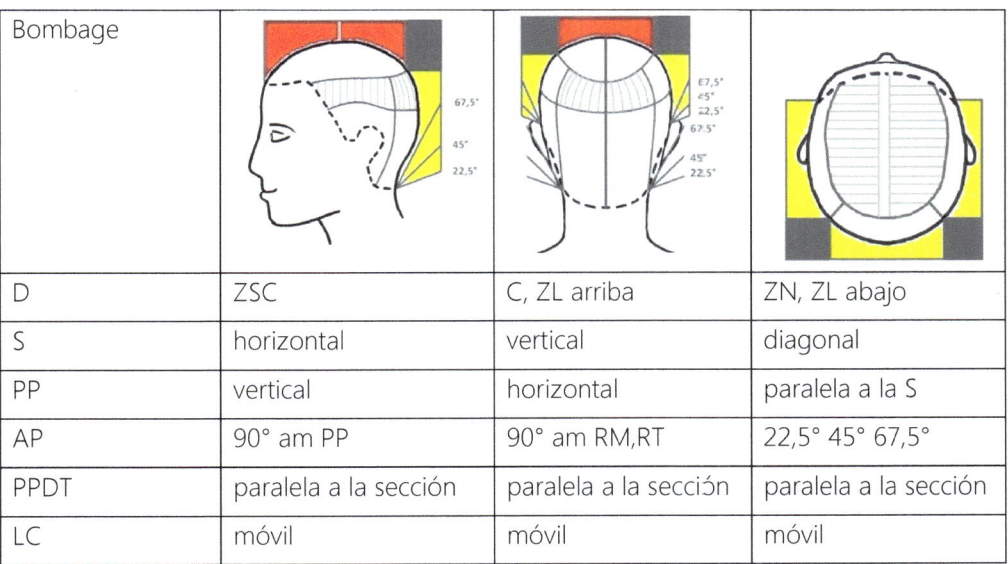

Bombage			
D	ZSC	C, ZL arriba	ZN, ZL abajo
S	horizontal	vertical	diagonal
PP	vertical	horizontal	paralela a la S
AP	90° am PP	90° am RM,RT	22,5° 45° 67,5°
PPDT	paralela a la sección	paralela a la sección	paralela a la sección
LC	móvil	móvil	móvil

Datos de largura: PP(punto plano) 3cm, la largura se toma de la parte superior de la cabeza (PSC) a la zona de la coronilla (C) y la zona lateral (ZL)

14.6 Las barbas y el afeitado

Ante todo, me he dado cuenta de que se encuentra más fácilmente libros sobre el afeitado y las barbas que bibliografía decente sobre cortar el pelo. Por lo tanto voy a tratar el tema sólo superficialmente y os aconsejo simplemente compraros un libro, en vuestro idioma sobra barbas y afeitado.

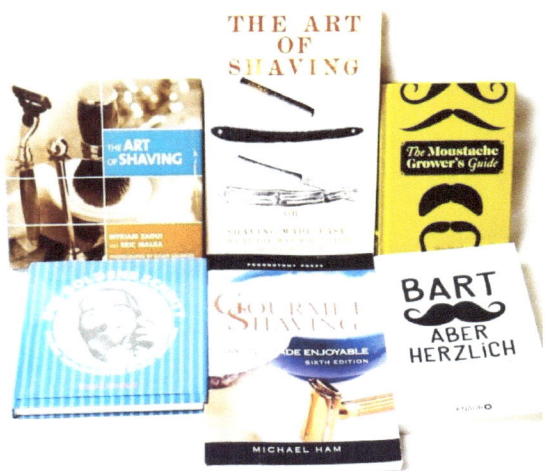

1. THE ART OF SAHVING de Myriam Zaoui y Eric Malka . Editorial Potter
2. The art of shaving – Autor desconocido
3. The moustache grower´s guide de Lucien Edwards. Editorial Chronicle books
4. Der goldene Schnitt de Wallace G. Pinfold. Editorial Könemann ,
5. Leisureguy´s guide to gourmet shaving de Michael Ham,
6. Bart aber herzlich, eine Liebeserklärung de Miriam Frank. Editorial Knaur.

Como ya he mencionado antes, el pelo de la barba tiene la misma resistencia al corte que el cobre. Esto explica por qué las máquinas de afeitar en seco se desafilan tan rápido y pocas veces es un acontecimiento agradable. Para un afeitado en mojado es importante preparar la piel y el pelo. Aquí hay varios productos que en general cumplen 3 cometidos:

- Agua y tensioactivos hinchan el pelo y lo hacen más blando
- Ácidos ligeros que son astringentes para la piel y dejan salir algo mejor el eje del pelo
- Aceites y otras sustancias para el cuidado de la piel, la calman y dejan deslizarse a la cuchilla más suavemente.

La piel tiene que estar tirante y por favor no afeitar en dirección contraria al nacimiento natural del pelo. En mi salón de peluquería utilizo un spray acondicionador para preparar la piel y el pelo. Después de dejar actuar unos instantes se puede afeitar con una cuchilla nueva. Funciona muy bien, rápido, fácil, limpio.

15 Diferentes estilos de gente

Hay 6 tipos de gente y cada uno tiene sus propios deseos e ideas. Nosotros deberíamos poner, a través del corte y del peinado, el estilo del cliente en el centro de atención. Nuestros clientes nos van a odiar si nosotros, por ignorancia, les propinamos el corte o el peinado equivocado. Da igual que bien hayamos trabajado. Lo peor es que seguramente no volverán. Para que esto no nos pase voy a mencionar brevemente los 6 tipos. Así tenéis una visión general de lo que tenemos que hacer a toda costa a unos clientes y que a otros si es posible nos tenemos que abstener de hacer. También podéis mirar los tipos en google donde además encontraréis buenas fotos. Así podéis practicar cómo valorar a cada uno de estos tipos. Nosotros también pertenecemos a uno de esos tipos, y todos nosotros somos siempre una especial combinación individual de esos 6 grupos. Nos vamos a dar cuenta de que la mayoría de las veces se da una combinación de dos grupos diferentes.

15.1 El tipo sexy

El tipo sexy cuida mucho su cuerpo, seguro de sí mismo, llama la atención. Lleva el pelo de forma muy llamativa. El pelo se ve como un elemento decorativo y tiene que enfatizar la feminidad. En este caso el pelo largo es imprescindible. Mucho movimiento en largura; también a veces una parte del pelo en la cara; o a veces también un recogido recargado. Se tiñe la mayoría de las veces de negro castizo o rubio platino, hasta rojizo claro y colores dorados. Nunca un castaño neutro. En cuanto al maquillaje, se resaltan los labios y los ojos sólo se maquillan suavemente.

15.2 El tipo dramático

El tipo dramático se presenta muy seguro de sí mismo y carismático, tiende a una presentación teatral. Llevan el pelo o muy corto o muy largo o liso o muy rizado, desde blanco hasta negro. Todo lo que llama la atención es bienvenido. Se buscan, se encuentran y se usan los contrastes. En parte también soluciones muy llamativas en lo que respecta a maquillaje y accesorios. Se resaltan y enfatizan labios y ojos.

15.3 El tipo natural

El tipo natural es una persona suelta, campechana y amable, con un talante abierto. Llevan el pelo de forma más práctica y deportiva, desde largo hasta corto. A menudo con el ondulado natural del cabello. En cuanto al color, todo lo que hace distinguir su propia naturalidad, a menudo con efectos de color claros. Los colores más esclarecidos causan una impresión más cordial. En cuanto al maquillaje, suele ser muy discreto. Se tiende a destacar la belleza natural.

15.4 El tipo desenvuelto

El tipo desenvuelto, es decir pueril, es la clienta de pelo corto, por excelencia. A menudo lleva cortes de hombre con un acabado (styling) suave. Tenemos delante de nosotros a una persona muy independiente y comunicativa. Llevan el pelo muy moderno y fresco (despuntado). En cuanto al maquillaje pocas veces se resaltan los ojos o los labios, por lo general es discreto.

15.5 El tipo romántico

El tipo romántico enseña con gusto sus atributos femeninos, tiene rasgos suaves y una voz femenina. La mayoría de las veces llevan prendas holgadas, con algún dibujo, con colores a juego. Les gustan las joyas. Llevan el pelo ondulado o rizado, la mayoría de las veces medias melenas o melenas largas. El color generalmente con transiciones suaves y de rubio oscuro a castaño. Maquillaje: ojos grandes y labios rojos.

15.6 El tipo clásico

El tipo clásico es tranquilo, formal y femenino y tiene un atractivo maduro. Generalmente no lleva joyas o muy pocas. Cuando lleva, nada que sea llamativo. Se siente muy a gusto con ropa de ejecutivo. Por lo general llevan el pelo con un corte cuidadoso, en todas las larguras, pero no muy corto. Normalmente en este caso elegiremos un tono que revalorice el color natural, por lo tanto colores homogéneos. Si armónicamente es adecuado, también con discretos efectos de color. Todos los tonos de castaños a cobrizos. Rara vez negro, rubio platino o rojo. Peinado pulcro, secado con secador o recogido en una coleta. El maquillaje discreto. Se maquillan los ojos o los labios pero no ambos.

16 Forma del rostro

La forma ideal del rostro para mujeres es ovalada. Pero también cualquier otra forma de cara puede ser ideal según de que tipo de persona se trate. Para hombres una cara angular rectangular es ventajosa. Puede que además tengamos que ver cuál es el tipo de barba más adecuada. Con la silueta interior podemos resaltar una forma de cara o equilibrarla, según lo que se solicite. Con la silueta exterior podemos alargar o acortar la forma de la cabeza y el cuerpo.

16.1 Reconocer

Se puede reconocer la forma del rostro cuando miramos de frente a la cara.

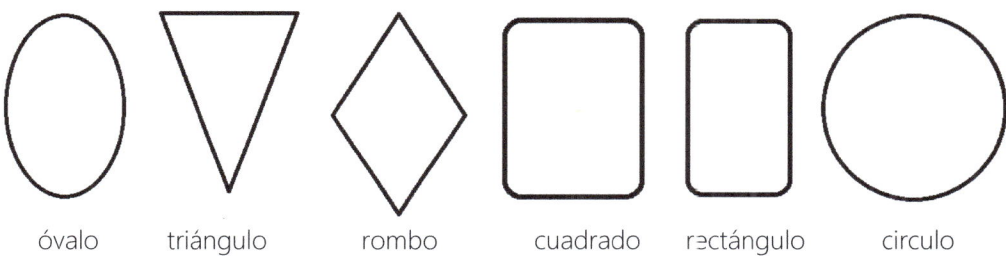

| óvalo | triángulo | rombo | cuadrado | rectángulo | círculo |

Aquí trabajamos con la silueta interior (contorno) y la silueta exterior. Con la silueta interior podemos alargar, acortar, estrechar o anchar una cara. La silueta exterior alarga un poco visualmente la cabeza y el cuerpo. No hay que intentar siempre esconder la forma de la cara. Resaltar la forma de la cabeza da muchas veces un buen resultado. Mira simplemente qué es lo que más favorece a tu cliente. Un consejo práctico es que siempre una mitad de la cara es más grande que la otra. Por tanto haremos la raya en la mitad más grande de la cara, porque favorece más.

16.2 Equilibrar

Estas son algunas posibilidades para equilibrar las formas de la cara. Las superficies grises representan la silueta exterior, la distribución del volumen en el peinado. Los círculos representan pelo, que con la silueta interior, atenúan un poco la forma de la cara. Espero que os aclaréis con mis gráficos.

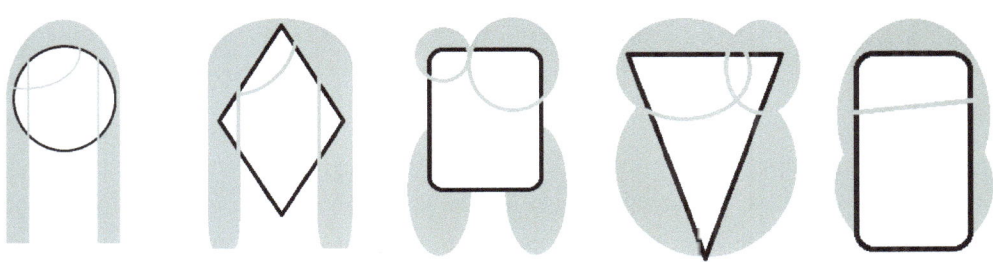

16.3 Enfatizar

Aquí os muestro algunas posibilidades de resaltar la forma de la cara. Aquí se ve muy claro que podemos hacer mucho con la silueta exterior. Es extremo en el caso de caras redondas. Redondo y redondo no da buen resultado.

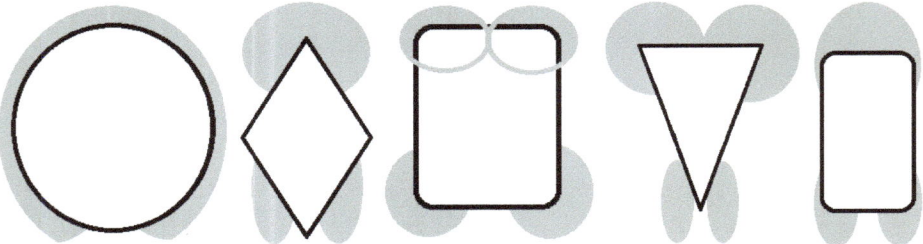

16.4 Depilar y cortar las cejas

Las cejas forman parte de la cara y como también se les puede dar forma y cortar, las voy a mencionar brevemente. Hay un par de reglas que hay que tener en cuenta. Antes de empezar cortaremos los pelos de las cejas que sean demasiado largos y daremos la forma aproximada primero con la tijera. Como un peine resulta demasiado grande para las cejas, yo suelo utilizar un cepillo de rimmel previamente lavado. Después miramos si las cejas tienen la altura adecuada. Si las cejas están demasiado abajo o los ojos están un poco hundidos, entonces depilamos por la parte de abajo. Si están las cejas muy arriba o queremos conseguir el efecto de que los ojos parezcan un poco más hundidos, depilamos por arriba.

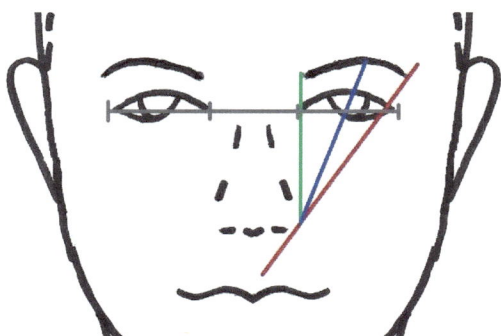

A algunas cejas hay que darles forma donde se enseña en el gráfico para conseguir un mejor efecto visual. La distancia óptima entre los ojos es la anchura de un ojo. Damos 2/3 de la forma creciente y 1/3 decreciente.

Si tenemos una clienta que tiene los ojos muy juntos podemos abrir las cejas modelándolas más lisas, abriéndolas hacia afuera. Si tenemos una cliente que tiene los ojos muy separados, dejamos caer de forma más pronunciada la parte que baja y así limitamos el ojo.

17 La sección aúrea

La sección aúrea la desarrolló Leonardo da Vinci. Era escultor, arquitecto, teórico del Arte, inventor, pintor y mucho más. Aparentemente también cortaba el pelo. Un artista de principio a fin. Leonardo da Vinci estableció todo el cuerpo en proporciones matemáticas. Luca Pacioli escribió la obra La Divina Proporción (1509), la que hasta el día de hoy no ha perdido validez y el hombre de Leonardo da Vinci ilustra claramente este concepto. Un cuerpo bello consta de la medida de 8 cabezas. También el cabello está sujeto a esta regla.

Él descubrió que a una determinada largura el cabello se mueve mejor y cae con más volúmen. En cuanto a la largura, ésta es la que corresponde a lo que crece el cabello a lo largo de un año. Como desgraciadamente no tenemos un año de tiempo, y en la peluquería tenemos que trabajar algo más rápido, podemcs averiguar la largura anual midiendo con un metro la distancia desde el punto más alto de la cabeza a lo largo de la raya de en medio hasta la línea gorro o eje c.

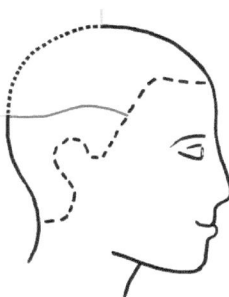

Lo primero que nos llama la atención es que casualmente justo en la segunda largura anual los cortes Bob son los que mejor caída tienen. Entonces un año después encontramos la largura Flip. Al año siguiente la largura hasta el pecho, aproximadamente a la altura del cierre del sujetador. Y así continúa hacia abajo. Por favor pensar en ello cuando cortéis melenas largas, o abrir los ojos y descubriréis como muchos ya lo hacéis bien, a menudo sin saberlo.

Clientes que dejan crecer el cabello se dan cuenta cuando su pelo ha crecido la largura anual. "Guau, ahora tengo de verdad el pelo largo. Es hora de ir otra vez a la peluquería."

Ahora tenemos que tener cuidado y no cortar demasiado. Lo mejor es medir de forma rápida con los dedos.

La largura de una cabeza se corresponde con la medida de dos larguras anuales. Por lo tanto tenemos dos datos de largura: la largura anual y la largura de la cabeza. Gracias Leonardo.

18 La regla de los tercios

Siempre ha sido un componente importante para pintar cuadros, para hacer fotos, en la arquitectura. Es una de las reglas más importantes del arte. Nosotros dise**ñadores de pelo- artistas-,** a la hora de cortar el pelo, tenemos que tener siempre esa regla en la cabeza. Un corte de pelo resulta de este modo mucho más interesante y dinámico. Lo tenemos que hacer, consciente o inconscientemente, pero lo tenemos que hacer.

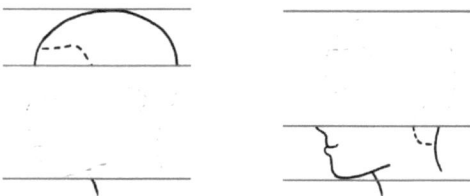

Si ordenamos así los elementos de un corte resultan los peinados más vivos y nuestro cerebro lo encuentra hermoso, y eso está muy bien.

Dividir un objeto de diseño simplemente por la mitad, resulta a menudo aburrido. Esto tiene que ver con nuestro cerebro, porque puede estimar muy bien mitad y mitad. Por tanto lo encontramos aburrido.

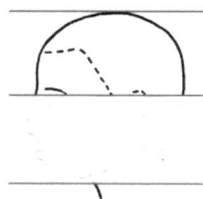

Claro que también podemos dar vida a un peinado a través de color y peinado (styling), pero no siempre. Se pierde rápido el interés en un cuarto del diseño, se produce un desequilibrio.

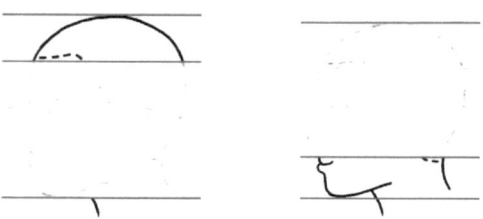

Así sobresale una parte del peinado respecto a la otra y resulta aburrido y desproporcionado. De alguna manera no encaja.

19 Principios de diseño

Por medio de los principios de diseño podemos diseñar, planear y transformar peinados, desde el corte, pasando por el color y el rizo, hasta el styling. Miramos un peinado y pensamos cuáles son los principios de diseño adecuados para él. Aquí nos convertimos en artistas. Se puede dar vida a un peinado anticuado a través de un nuevo elemento, tampoco hay que cambiar siempre todo. Mirad una revista de moda o algo de arquitectura o una obra de arte. Con estas reglas trabajan los artistas. A través de ellas podemos recomendar un nuevo diseño de corte, de color, de rizo o un nuevo Styling y aconsejar competentemente. Con un poco de experiencia también podemos ver qué combinaciones quedan bien y cuáles quedan raras. Hay un principio de diseño para corte, color, styling y rizado respectivamente. A continuación cito algunos ejemplos. Éste es un tema muy importante si queremos crear buenos peinados. Este punto nos va a acompañar en todos los trabajos.

19.1 La secuencia

La disposición en fila significa la distribución de piezas iguales a intervalos iguales.

- Corte: forma natural compacta
- Color: color uniforme
- Rizos: todos los rizos son igual de grandes, también como
  el pelo liso

19.2 Ritmo

Ritmo significa la repetición de elementos iguales.

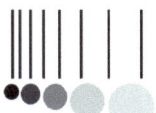

- Corte: pelos cortos incorporados a intervalos iguales
- Color: mechas en diferentes colores, repetitivo
- Rizo: alternativamente rizos grandes y pequeños

19.3 Gradación

Una gradación significa el aumento o la disminución en un diseño.

- Corte: corte en capas degradadas
- Color: la transición de color de castaño a rubio
- Rizo: las ondas se convierten en rizos

19.4 Simetría

La simetría describe dos elementos iguales.

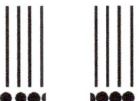

- Corte: derecha e izquierda la misma forma
- Color: derecha e izquierda el mismo diseño de color
- Rizo: derecha e izquierda el mismo diseño de onda

19.5 Asimetría

La asimetría describe dos elementos distintos, pero que aún y todo encajan bien el uno con el otro.

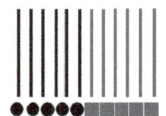

- Corte: la forma natural compacta y una gradación baja.
- Color: a la derecha castaño, a la izquierda rubio
- Rizo: a la derecha ondulado, a la izquierda rizado

19.6 Contraste

El contraste describe la contraposición absoluta de dos elementos.

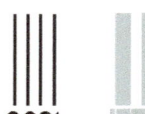

- Corte: gradación decreciente con flequillo natural compacto
- Color: negro y blanco
- Rizo: pelo rizado con flequillo liso

20 Clásico, combinar formas de corte

YouTube: Cómo combinar cortes de pelo

Aquí os muestro todavía algunos gráficos más para que entendáis mejor. Por favor escribir el nombre del tipo de corte que deseéis en Google y mirar las imágenes.

Se trata siempre de una visión general de cortar el pelo.

Al final aparecen algunas páginas con cabezas vacías para que podáis dibujar vuestros cortes preferidos, escribir vuestras notas y desfogaros de forma creativa. Si queréis me podéis enviar los cortes a nuestro grupo de Facebook: Friseur Basic.

20.1 Crop Haircut (Pelo corto)

En la zona del perfil y de la nuca vemos una gradación, la zona de la cresta es un encapado uniforme. Tomamos la largura de la línea límite de la zona de la cresta/zona superior de la cabeza, en una gradación decreciente en la zona superior de la cabeza, con un fuerte aumento hacia la frente.

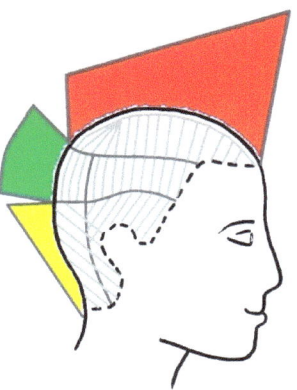
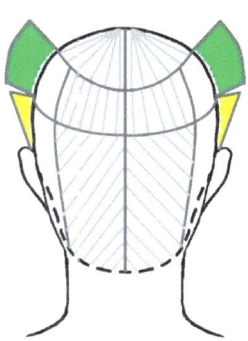

20.2 El corte bob con gradación.

La largura preferida de un corte bob con gradaciones, es la segunda largura anual. Así conseguimos un volumen precioso. Nos orientamos en la forma del cuerpo, buscamos el punto más profundo de la nuca y aquí establecemos la largura básica. En la nuca es una forma natural compacta (en la zona baja de la nuca) sobre la que se crea la graduación. En el gráfico primero se puede ver una gradación baja, después una gradación media. En la zona superior de la cabeza está trazada una gradación alta. Hacia la zona de la frente observamos que el cabello debe caer en un arco en forma de C y el pelo no debe ser muy corto. Echamos el pelo ligeramente hacia atrás para ganar largura hacia adelante.

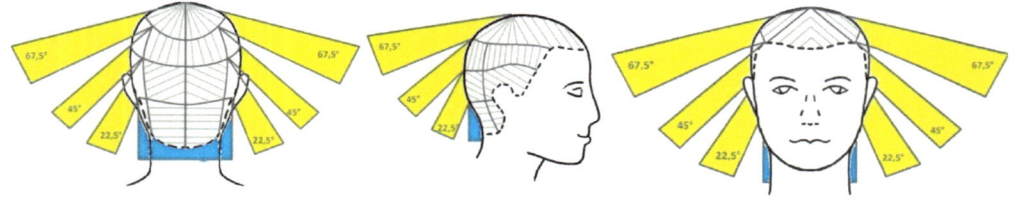

20.3 Long-bob

El long-bob es también un gran corte. En pelos lisos me gusta cortarlo desfilado. Aquí tengo cuidado de que la largura básica se alce sobre los hombros. En la zona de la frente deberíamos peinar en forma de C, porque si no los pelos delante en la barbilla se quedan muy cortos. Si el Styling o el movimiento natural de pelo se aproxima a ondas, recomiendo configurar el corte suave. Así conseguimos una suave imagen de peinado rizado. Si se desea, se puede degradar la zona superior de la cabeza, para crear volumen. El flequillo lo configuraremos en función de la forma de la cara.

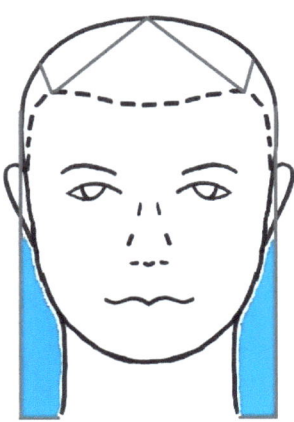 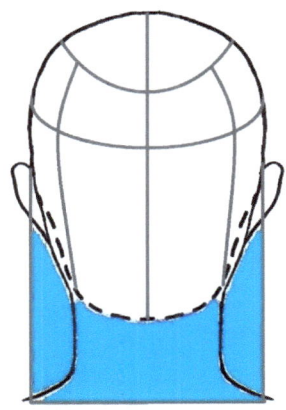

20.4 Tus cortes preferidos propios.

Las siguientes páginas están pensadas para ti. Aquí puedes dibujar tus cortes. Dale al corte un nombre. Si quieres lo puedes enviar a Facebook al grupo de Friseur Basic (Fundamentos de peluquería).

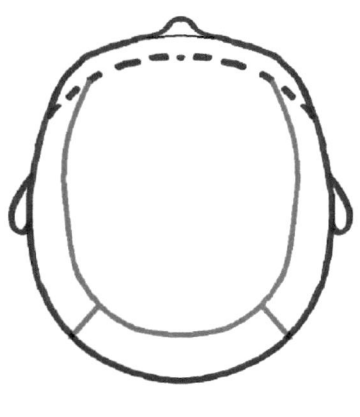

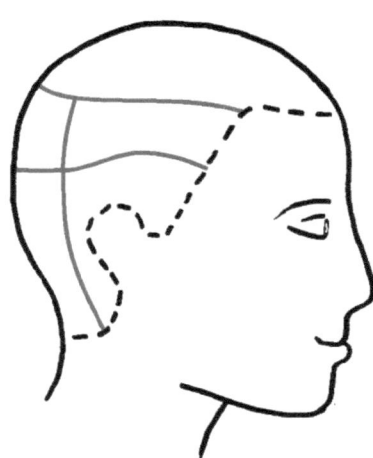

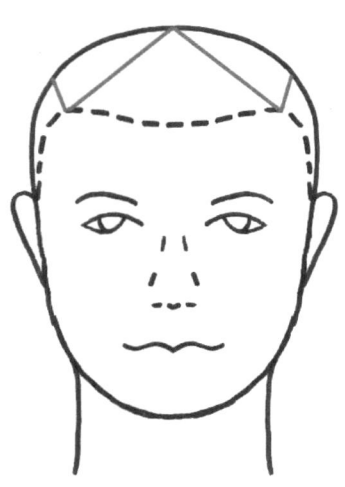

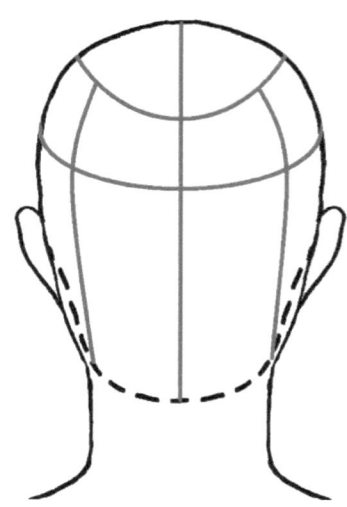

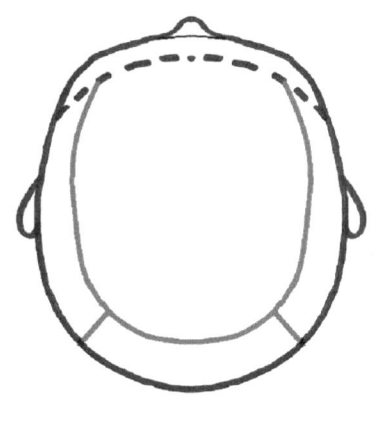

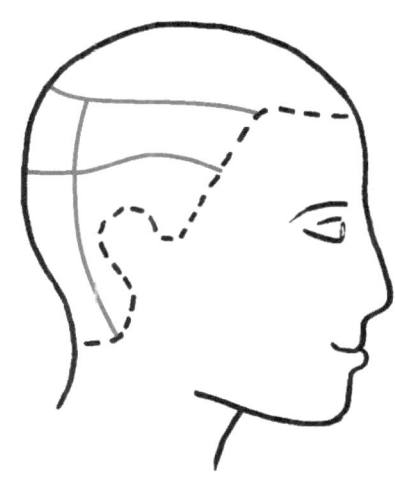

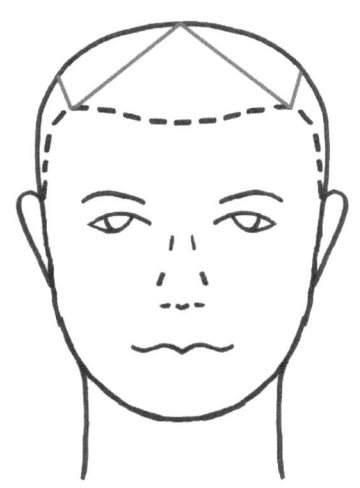

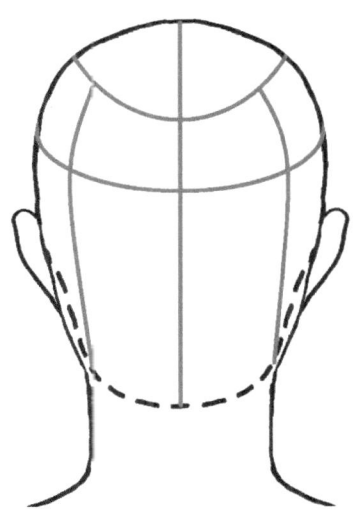

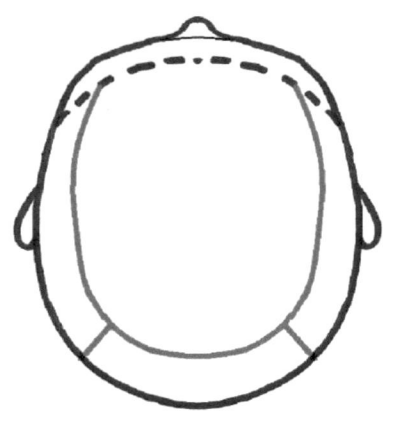

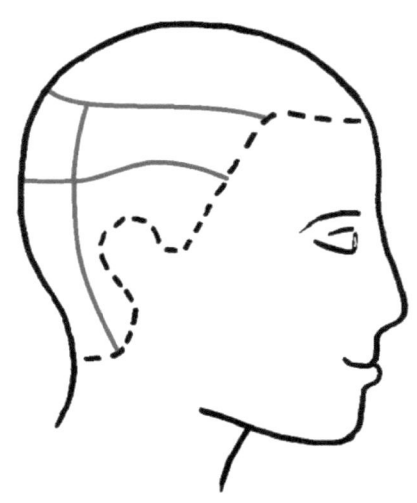

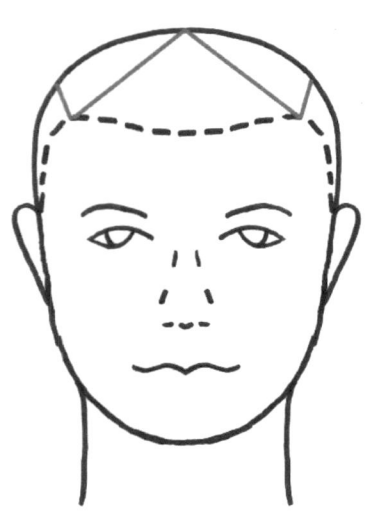

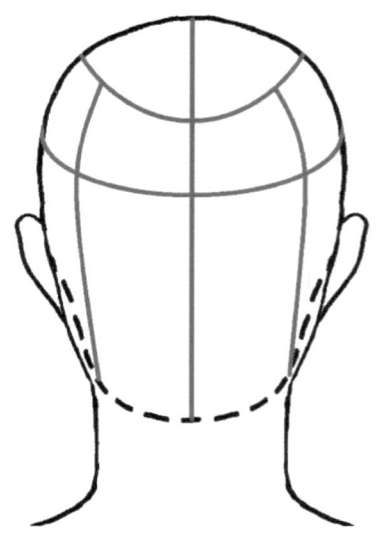

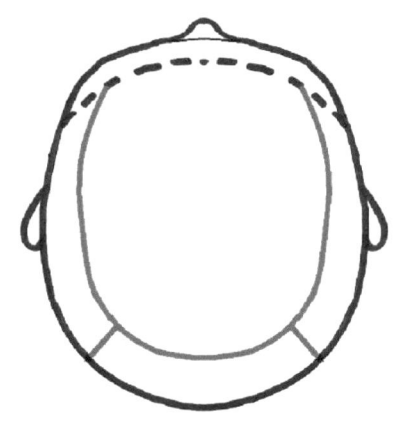

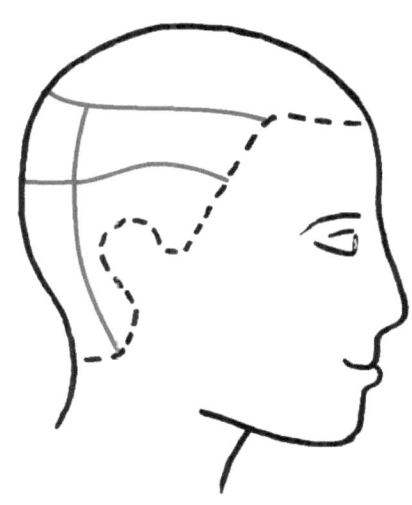

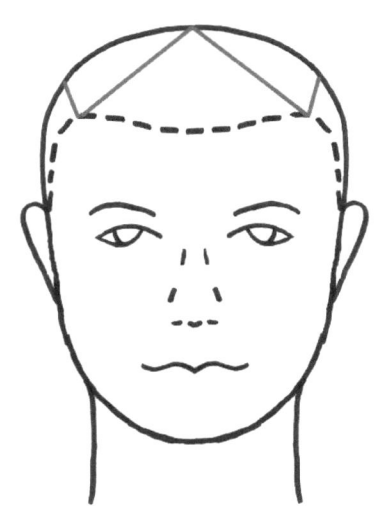

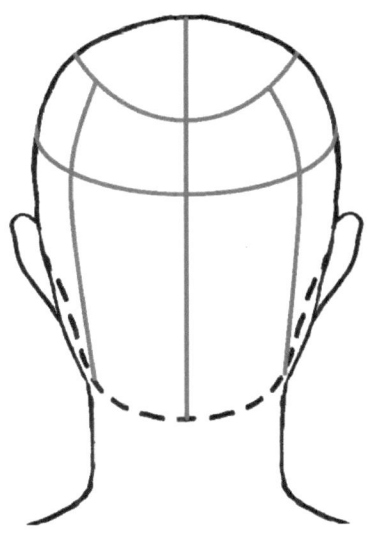

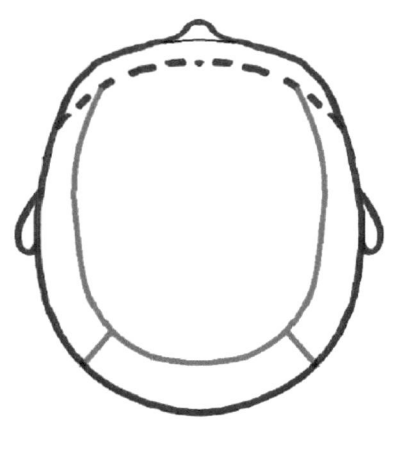

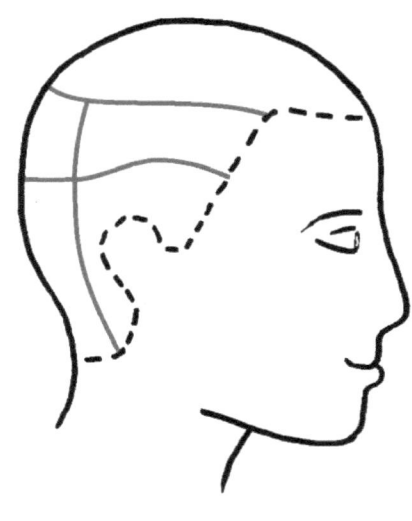

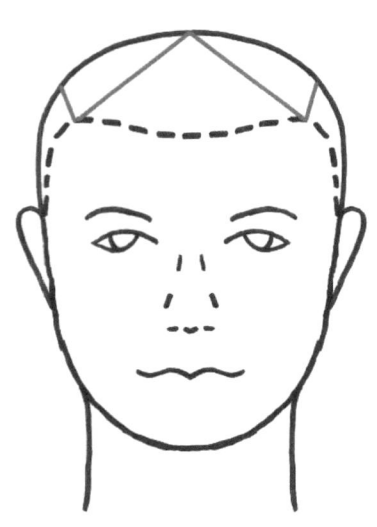

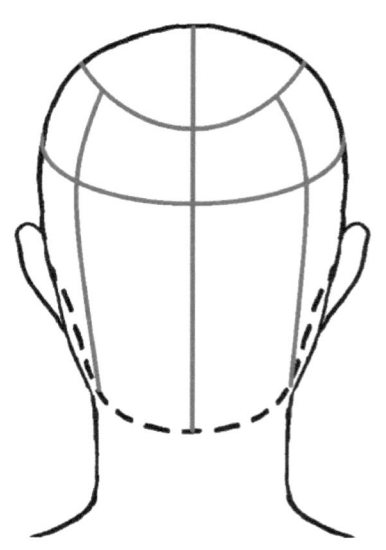

Epílogo

Espero que todo fuera comprensible y que os haya ayudado. Os invito con mucho gusto a incorporaros al grupo de Facebook Friseur Basics y espero con interés el intercambio con vosotros. Tengo planeados un libro sobre teñir el cabello y otro sobre ser peluquero en general. Además voy a seguir incorporando cada vez más videos en YouTube.

Friseur Basics@amazon@facebook@YouTube

Muchas gracias

Michael Wiest